지금 있는 암이 사라지는 식사

IMAARU GAN GA KIETEIKU SHOKUJI

ⓒ TAKAHO WATAYOU 2008

Originally published in Japan in 2008 by Makino Shuppan

Korean translation rights arranged through TOHAN CORPORATION, TOKYO and SHINWON AGENCY CO., PAJU.

이 책의 한국어판 저작권은 신원에이전시를 통한
Makino Shuppan과의 독점 계약으로 도서출판 이아소에 있습니다.
저작권법에 의해 한국 내에서 보호를 받는 저작물이므로 무단전재와 무단복제를 금합니다.

지금 있는 암이 사라지는 식사

와타요 다카호 지음 · 이근아 옮김

이아소

지금 있는 암이 사라지는 식사

초판 1쇄 발행 2009년 11월 20일
초판 11쇄 발행 2023년 1월 11일

지은이 와타요 다카호
옮긴이 이근아
펴낸이 명혜정
펴낸곳 도서출판 이아소

등록번호 제311-2004-00014호
등록일자 2004년 4월 22일
주소 121-841 서울시 마포구 월드컵북로5나길 18 1012호
전화 (02)337-0446   **팩스** (02)337-0402

책값은 뒤표지에 있습니다.
ISBN 978-89-92131-23-0 13510

도서출판 이아소는 독자 여러분의 의견을 소중하게 생각합니다.
E-mail: iasobook@gmail.com

여는 글

식사를 바꾸는 것만으로 암이 억제된다!

암은 사망 원인 중 3분의 1을 차지하는 질병입니다. 저는 암을 고치는 의사가 되고 싶어 소화기 외과라는 전공을 선택했습니다.

소화기관은 전체 병의 절반가량이 발생하는 장기로 특히 암이 많이 발생하는 부위입니다. 제가 의학을 공부하던 당시만 해도 암은 수술로 잘라내서 고치는 것이 상식이었기 때문에, 저는 소화기 외과야말로 암을 고치는 선봉대라고 생각했습니다.

이후 저는 수십 년 동안 외과의사로 경험을 쌓아왔습니다. 외과의사가 된 지 30년째가 되는 2000년까지 제가 집도한 수술은 약 4천 건으로, 이중 절반이 소화기암 수술이었습니다.

환자의 암 덩어리를 더 많이, 더 정확하게 제거하는 것이 암을 고치는 가장 올바르고 바람직한 방법이라 믿었습니다. 그러나 어느 순간부터 의문이 들기 시작했습니다. 수술, 항암제, 방사선이라는 현대의학의 3대 요법만으로는 암을 고치는 데 한계가 있을지도 모른다는 생각이 든 것입니다. 막연하게 갖고 있던 이 생각은 2002년에 실시한 암환자 추적 조사로 확신으로 바뀌었습니다.

자신이 수술한 환자를 추적 조사하는 것은 수술 성적을 객관적으로 알 수 있는 중요한 지표입니다. 제가 2002년도에 조사한 것은 저와 동료 의사들이 수술한 1,406건의 소화기암 병례였습니다.

　조사 결과 5년 생존율(환자가 수술을 받은 후 5년 이상 생존한 확률)은 52퍼센트였습니다. 수술은 성공했지만 48퍼센트는 5년 안에 재발해서 사망했다는 의미입니다. 이 결과에 저는 경악을 금치 못했습니다.

　일반적으로 암 치유는 5년 생존율을 중요한 지표로 삼습니다. 그런데 생존 확률이 절반이고 나머지 절반이 사망한다면 도대체 무엇 때문에 수술을 하는 걸까요? 저는 치유 확률을 더욱 높여야 한다고 생각했습니다. 이에 주목한 것이 1994년 무렵부터 관심을 가지기 시작한 '암과 식사'의 관계였습니다.

　당시 수술로 암을 다 제거하지 못하고 집에서 요양을 하던 말기암 환자 중에 소수이기는 하지만 특수한 예가 있었습니다. 그들은 몸속에 암이 남아 있는데도 정기검사 때마다 결과가 좋아지고 건강해져갔습니다. 화상 진단에서도 암이 점점 작아지거나 결국에는 완전히 사라지는 경우도 있었습니다.

　이러한 환자들의 공통점은 무엇일까요? 바로 '철저한 식생활'이었습니다. 물론 세세한 부분은 환자마다 차이가 났지만, 채소나 과일 등

식물성 식품을 많이 먹고 동물성 식품이나 지방, 염분 섭취는 제한하는 것이 공통점이었습니다. 저는 여기에 실마리가 있다고 보고, 암 환자를 위한 식사요법(영양·대사요법)을 본격적으로 연구하기 시작했습니다.

국내외 문헌을 섭렵하고 이 분야의 선배들이 이루어놓은 업적을 공부하면서 원하는 환자들에게 서서히 식사요법을 도입해 나갔습니다. 그리고 여기서 얻은 경험을 바탕으로 '암에 효과적인 식사 규칙'을 확립했습니다.

식사 지도를 시작한 후 저는 식사를 바꾸는 것만으로도 암이 억제된다는 사실에 끊임없이 놀라고 있습니다. 암 식사요법의 핵심은 채소와 과일을 대량 섭취하고 동물성 지방과 동물성 단백질, 염분은 제한하며, 정백하지 않은 곡물을 섭취하는 것입니다. 자세한 내용은 4장에서 다루었습니다.

저는 현재 식사 지도를 바라는 환자들에게 연구의 성과를 적용하고 있습니다. 그중에는 저의 전문인 위암, 대장암, 간암 등의 소화기암뿐 아니라, 유방암, 폐암, 전립선암, 악성림프종 등을 앓고 있는 환자도 있습니다. 또한 여러 병원을 전전하며 치료를 받다가 이미 늦었다는 말을 듣고 갈 곳을 잃었거나, 호스피스(말기암 환자의 육체적 고통과 정신적

불안을 덜어주기 위해 폭넓은 치료와 간호를 하는 시설)에 가기 직전에 찾아오는 환자도 적지 않습니다.

이러한 말기암 환자라도 세심하게 식사를 지도하고 정성 어린 치료를 한다면 60~70퍼센트는 상태가 호전됩니다. 특히 식사요법의 효과가 잘 나타나는 유방암이나 전립선암은 70~80퍼센트까지 개선됩니다.

그렇다고 제가 수술, 항암제, 방사선 치료라는 현대의학의 3대 요법을 부정하는 것은 결코 아닙니다. 3대 요법은 암 진단이 내려지면 가장 먼저 받아야 할 치료 수단입니다. 저 역시 여기에 따르고 있습니다. 물론 저의 전문분야인 소화기암 이외의 암은 해당 전문의에게 진료를 부탁하고 저는 식사요법 위주로 지도합니다.

하지만 영양, 대사(몸속에서 물질이 변하거나 교체되는 것), 면역(세균이나 바이러스 등의 병원체를 제거하는 작용) 같은 환자의 신체 조건은 고려하지 않고 3대 요법에만 의존한다면 암 치유율은 한계에 다다를 수밖에 없습니다.

반대로 영양 상태와 대사를 조절하고 면역력이 높아지는 식생활을 하면서 여기에 3대 요법을 적절히 조합하면, 치유율은 눈에 띄게 높아집니다. 환자의 생활의 질도 덩달아 좋아집니다.

이 책에서는 저의 연구 성과와 치료 경험을 있는 그대로 소개하려고 합니다. 암 환자와 그 가족들이 암을 치료하는 데 조금이나마 좋은 정보가 되고 도움이 되기를 바랍니다.

차례

여는 글 식사를 바꾸는 것만으로 암이 억제된다! • 5

제1장 식사로 암을 치료한다는 것

간으로 전이한 암 20개가 석 달 만에 모조리 사라졌다 • 17
전이암으로 눌린 척추가 재생하고 다리 마비도 완전히 나았다 • 21
치료가 어려운 췌장암의 크기가 3분의 1로 줄었다 • 25
간암과 함께 간경변증도 치유되었다 • 29
식사요법에 주목하게 된 계기 • 31
수술 후 5년 이내에 거의 절반이 사망하는 현실 • 34
약 100년 전에 암과 식사의 관계에 주목한 거슨 • 37
직접 시험해보고 고안한 합리적인 '호시노식 거슨요법' • 40
50년의 역사를 가진 '고다요법' • 42
미국은 식사와 암의 관계를 자세하게 연구하고 있다 • 45
전통식은 암을 예방하는 효과가 있다 • 47
식사요법을 도입한 뒤 암 치유율이 높아졌다 • 50
암 식사요법의 의미와 가치를 알게 되었다 • 53

제2장 왜 인간은 암에 걸리는가

암을 일으키는 네 가지 요인 · 59

염분 과다 섭취 · 61
    염분을 많이 섭취하면 위암에 걸릴 위험이 높다
    염분과 헬리코박터균이 한 팀이 되면 위암이 늘어난다
    암을 개선하기 위해서는 염분 섭취량을 '제로'에 가깝게

구연산회로 장애 · 68
    발암 확률을 높이는 ATP 부족
    베르니케 뇌병증에서 회복되다

활성산소 다량 발생 · 74
    활성산소는 암·생활습관병·노화의 원흉

동물성 단백질·동물성 지방 과다 섭취 · 77
    동물성 지방을 과다 섭취하면 대식세포가 소모된다
    동물성 단백질은 발암률을 높인다
    동물성 식품은 나쁜 균을 늘려 대장암 발생률을 높인다

제3장 수술·항암제·방사선과 식사요법

치료 확률은 환자의 면역력에 달려 있다 · 87

항암제로 녹초가 된 골수 · 89

식욕과 체력을 떨어뜨리지 않는 항암제 투여량을 찾아내다 · 92

항암제를 투여할 때 기준이 되는 것은 백혈구와 림프구의 농도 · 95

수술의 성공은 치료의 끝이 아니라 시작 · 98

영양·대사요법 · 101

말기암이라도 포기하지 마라 · 104

제4장 지금 있는 암이 사라지는 식사

반년에서 1년이 중요하다 • 109
염분이 없어도 얼마든지 맛을 낼 수 있다 • 111
적어도 반년은 쇠고기와 돼지고기를 절대 먹지 않는다 • 116
달걀은 신선하고 품질이 좋은 것을 하루에 한 알씩 먹는다 • 119
암 식사요법의 핵심은 대량의 채소·과일주스 • 121
주식은 현미나 통밀빵으로 • 126
이소플라본이 풍부해 암을 억제하는 콩과 콩제품 • 129
시리얼을 활용해서 수술이 불가능한 전립선암을 치료했다 • 132
유산균은 나쁜 균을 격퇴하는 면역 부활제 • 135
양과 질에 주의하면 우유와 유제품은 건강식이다 • 138
버섯의 베타글루칸과 해조류의 후코이단이 면역력을 높인다 • 141
꿀, 레몬, 맥주효모도 매일 먹는다 • 143
올리브유, 참기름을 활용해서 지방산을 균형 있게 • 146
자연수를 마신다 • 149
하기를 잘했다는 생각이 들 때까지 • 151

5일간 레시피 지금 있는 암이 사라지는 식사 • 153

첫째 날 **아침식사** 감자빵 케이크·미네스트로네·방울토마토를 곁들인 콘스크램블드에그·채소주스·키위요구르트·통밀빵
점심식사 닭가슴살채소국·소송채볶음·튀긴두부생강샐러드·채소주스·요구르트·현미밥이나 발아현미밥
저녁식사 고등어채소볶음·콩나물양배추쌈·사과무침·채소주스·오곡밥

둘째 날 **아침식사** 두부덮밥·순무와 유부조림·중국풍 콘수프·사과콩포트·채소주스·요구르트

| | **점심식사** 채소떡 · 두부곤약무침 · 우무냉채 · 채소주스 · 요구르트
| | **저녁식사** 달걀야채볶음 · 동아찜 · 오크라냉국 · 채소주스 · 발아현미밥
| 셋째 날 | **아침식사** 채소치즈구이 · 두부샐러드 · 현미시리얼 · 채소주스
| | **점심식사** 수란야채조림 · 가지조림 · 단호박코코넛밀크 · 발아현미밥 · 채소주스 · 망고요구르트
| | **저녁식사** 당근양배추롤 · 아스파라거스게크림찜 · 토마토양파샐러드 · 채소주스 · 발아현미밥
| 넷째 날 | **아침식사** 고구마밥 · 비지조림 · 시금치만가닥버섯겨자무침 · 채소주스 · 살구요구르트
| | **점심식사** 연어요구르트구이 · 미역토마토샐러드 · 양배추수프 · 채소주스 · 호밀빵
| | **저녁식사** 두부스테이크 · 단팥호박 · 당근순무샐러드 · 순무잎필라프 · 채소주스
| 다섯째 날 | **아침식사** 둥지 속의 알 · 명란샐러드 · 단호박수프 · 채소주스 · 통밀빵
| | **점심식사** 두부채소조림 · 조개관자채소찜 · 배추절임 · 채소주스 · 오곡빵
| | **저녁식사** 양상추파스타 · 라타투이 · 오징어빵가루구이 · 몰로헤이야수프 · 블루베리요구르트 젤리 · 채소주스

제5장 식사요법으로 암을 치유한 사람들의 이야기

재발한 난소암이 사라지고 인공항문도 필요 없어졌다　· 187

유방암 절제 후 온몸으로 퍼진 전이암이 항암제를 사용하지 않고도
줄어들었다　· 200

5년 생존율 0%였던 폐와 간의 전이암이 식사요법으로 나았다　· 214

전립선 · 위 · 직장 · 식도에 발생한 암을 채소와 생선 중심의
식사로 극복했다　· 227

맺는 글 의사가 '고치는' 의료에서 환자가 '낫는' 의료로! · 236

제1장

식사로 암을
치료한다는 것

간으로 전이한 암 20개가
석 달 만에 모조리 사라졌다

식사요법이 암 치료에 실제로 어느 정도 효과가 있을까? 내가 담당한 환자 중에서 특히 인상 깊었던 몇 가지 사례를 소개하겠다.

첫 번째는 직장암이 간으로 전이한 63세 여성 A씨의 이야기다. A씨는 처음에 직장에서 암이 발견되어 2005년 7월에 암을 제거하는 수술을 받았다. 그러나 이미 암은 간으로 전이한 상태였다. CT(컴퓨터 단층 촬영) 검사 결과 간 속에 전이암이 20개나 되었고, 그중에 가장 큰 것은 직경이 6센티미터나 되었다.

이처럼 암이 개수가 많고 여기저기 흩어져 있으면 수술로 암 덩어리를 완전히 제거하는 것은 거의 불가능하다. 이럴 때는 '간동맥 항암제 주입요법'을 쓴다.

간동맥 항암제 주입요법이란 간동맥에 좁은 관(혈관 내 튜브)을 삽입해 24시간 동안 지속적으로 소량의 항암제를 주입하는 방법이다. 주입하는 항암제는 작은 용기에 넣어 피부 밑에 묻어두기 때문에 일상생활에 지장 없이 항암제 치료를 할 수 있다. 게다가 간에 항암제를 직접 주입하므로, 정맥에 주사해서 항암제가 온몸을 돌아다니는 일반적인 투여법과 비교하면, 약의 양이 4분의 1 정도이고 부작용도 거의 없다.

A씨에게는 이 방법으로 항암제를 투여하면서 식사요법을 시작했다. 반년 이상 동물성 단백질과 동물성 지방은 전혀 섭취하지 않았고 소금양도 최대한 줄였으며, 주식은 현미를 위주로 하고, 부식은 채소·과일·해조류 등의 식물성 식품을 중심으로 식단을 짰다(식사요법의 자세한 내용은 4장 참조).

식사요법을 시작하고 10주일 후 CT 검사를 했는데 믿을 수 없는 결과가 나왔다. 간으로 전이한 20개의 암이 전부 사라진 것이다(19쪽 사진 참조). 동시에 간암의 종양마커도 정상으로 돌아왔다. 종양마커는 암이 생기면 혈액 속에서 늘어나기 때문에 암을 진단하는 데 지표가 되는 물질이다. 암의 종류에 따라 대표적인 종양마커가 정해져 있는데, A씨는 간암의 존재를 나타내는 대표적인 종양마커 두 가지가 정상으로 돌아왔다. 이 검사 결과는 화상으로는 보이지 않는 것까지 포함해 암세포가 전부 사라졌다는 것을 의미한다.

간동맥 항암제 주입요법은 앞에서 설명한 바와 같이 환부에 효과적으로 항암제를 투여할 수 있는 뛰어난 치료법이지만, 이 방법만으로 치유가 되는 경우는 그리 많지 않다.

간으로 전이한 암이 전부 사라진 예

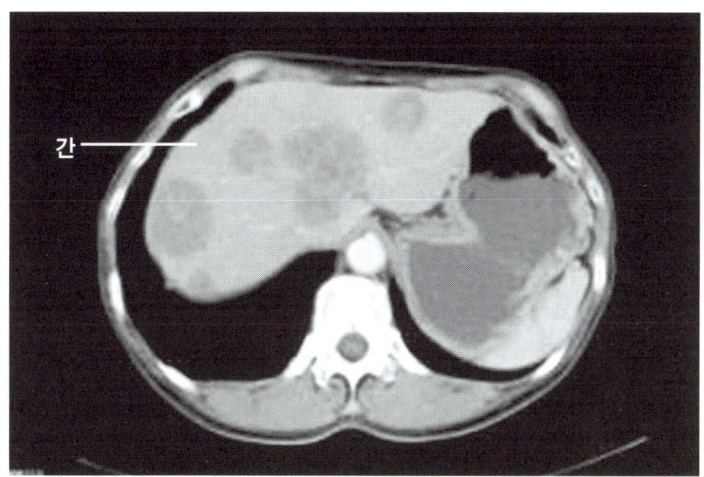

간 속의 거무스름한 부분이 전이암.

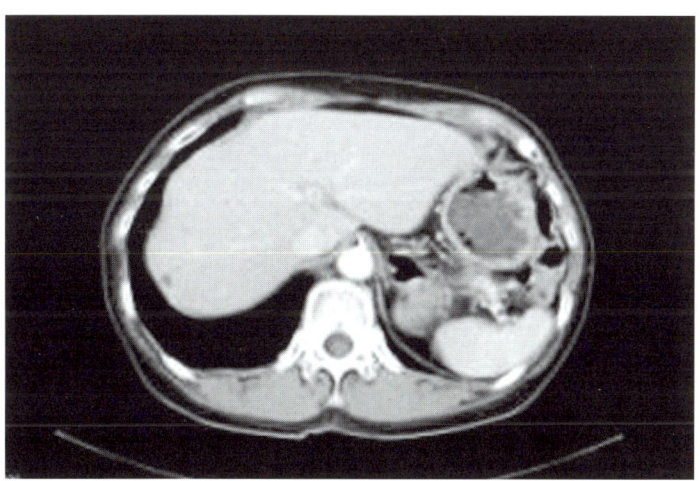

20개나 있었던 전이암이 10주일 후 전부 사라졌다.

나는 지금까지 간동맥 항암제 주입요법을 약 80명의 환자에게 실시했고 그 결과를 학회에도 발표했다. 통계를 내보니 병세가 호전되는 확률은 30퍼센트 전후였다. 즉 일시적으로 좋아지는 경우도 있지만, 많은 환자들의 경우 암의 기세가 꺾이지 않아 황달이나 간부전(간 기능이 극도로 나빠진 상태)으로 사망한다.

그런데 A씨는 석 달도 되지 않아 20개나 되는 암이 전부 사라진 것이다. 이것은 항암제의 효과와 더불어 식물성 식품을 중심으로 한 식사요법으로 대사가 정상으로 돌아오고 면역력(몸속에 병원체가 침투해도 발병을 억제하는 힘)이 높아졌기 때문이라고 생각한다.

전이암으로 눌린 척추가 재생하고 다리 마비도 완전히 나았다

이번에는 위암을 절제하고 10년 후에 척추로 암이 전이한 60세의 여성 B씨의 예다. B씨는 50세 때 위암 수술을 받은 후 한 달에 한 번씩 오사카에서 신칸센을 타고 도쿄로 진찰을 받으러 왔다. 수술 10년째를 무사히 넘기는가 싶었는데 2004년 말, 걸을 수조차 없을 정도로 다리가 심하게 마비되어 급하게 입원을 하게 되었다.

MRI(자기공명화상) 검사를 했더니 흉추(척추의 가슴 부분) 9번과 10번에 암이 전이해 척수가 압박을 받고 있었다.

척추의 뒷부분은 속이 터널처럼 되어 있고 그곳을 신경다발인 척수가 지나가고 있다. 따라서 어떤 이유로 척추가 뒤쪽에서 압박을 받을 경우 통증이 생기거나 마비 증상이 일어난다. B씨는 흉추로 전이한 암 때문에 이러한 증상이 일어난 것이다.

전이암으로 찌부러지기 시작한 척추가 재생한 예

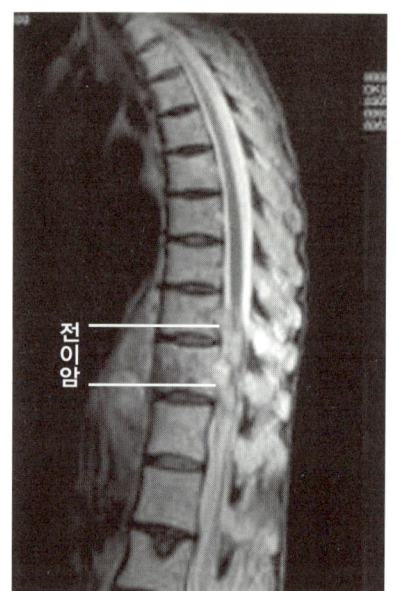 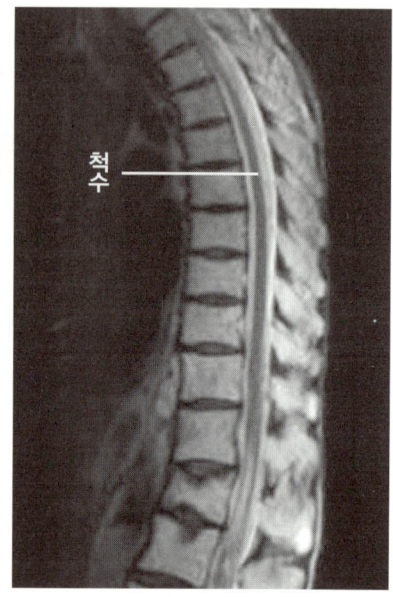

흉추 9번, 10번이 암에 눌려 찌부러지기 시작했으나(왼쪽), 1년 반 후 거의 재생됐다(오른쪽).

하지만 척추에 있는 암은 장기에 발생한 암처럼 수술로 제거할 수 없다. 따라서 차선책으로 방사선 치료를 하면서 척수를 덜 압박하도록 척추 주변의 부종을 풀어주는 스테로이드제(부신피질호르몬제)를 주사하고 식사를 바꾸도록 지도했다. 솔직히 다른 방법이 없었기 때문에 식사요법에 의지할 수밖에 없었다.

B씨의 식사요법은 무농약 유기재배 채소로 갈아 만든 녹즙을 매일 200밀리리터 마시고, 현미와 채식을 중심으로 과일, 두부, 낫토, 해조류, 버섯을 매일 먹는 것이었다. 입원하고 있는 동안 이 식사법을 계속

지켰다(병원 식사는 현미밥이 나오지 않기 때문에 통밀 빵으로 대신했다). 그 결과 다리의 마비는 풀리지 않았지만 서서히 체력이 붙기 시작했다. 한 달 뒤의 검사에서 경과가 좋아지고 있음을 확인하고, 혼자 힘으로 걸을 수 있도록 재활치료를 시작했다.

입원하고 석 달이 지나자 혼자서도 어느 정도 걸을 수 있게 되었다. B씨는 퇴원해서 한 달에 두 번씩 통원치료를 받기로 했다. 물론 조금 건강해졌다고는 해도 척추의 전이암은 치료할 방법이 없어 손을 놓은 상태였기 때문에, 걷지 못하는 상황이 다시 올 것이라고 생각했다. 그러나 예측과는 달리 날이 갈수록 걸음걸이가 나아지고 검사 결과도 점점 좋아졌다.

1년 반 후에는 척추가 거의 원래대로 재생되었다는 것을 MRI 검사로 알게 되었다(22쪽 사진 참조). 이 무렵에는 다리의 마비 증상도 완전히 사라져 B씨는 등을 곧게 펴고 힘차게 걸어 다녔다.

이처럼 뼈로 전이한 암이 회복된다는 것은 지금까지의 의학 상식으로는 도저히 생각할 수 없는 일이다. 그러나 있을 수 없는 일을 가능하게 한 힘이 바로 '식사'에 있었다.

뒤에서 다시 이야기하겠지만, 내게 암 식사요법을 가르쳐준 위대한 선배들이 있는데, 그중 한 사람이 이미 100여 년 전에 암과 식사요법에 주목한 막스 거슨 박사다. 거슨 박사의 저서에는 "육종(암의 일종)으로 뼈가 부러져 골절 부분을 작은 나사못으로 고정한 사람이 식사요법을 했더니, 조직이 튼튼해져서 못이 밀려 나와 빠지거나 뼈의 재생력 때문에 못이 부러졌다"는 사례가 보고되어 있다.

사실 나는 아무리 식사요법의 효과가 좋아도 그 정도까지는 아닐 것이라고 생각했다. 그러나 B씨의 사례를 경험한 뒤에는 충분히 있을 법한 이야기라고 확신하게 되었다. B씨의 예는 식사요법이 얼마나 효과적이고 중요한지를 새삼스럽게 깨닫게 해주었다.

치료가 어려운 췌장암의 크기가 3분의 1로 줄었다

세 번째 사례는 70세 여성 C씨의 이야기다. C씨는 2007년 말 갑자기 살이 빠지고 식욕이 떨어지면서 쉽게 피로를 느껴 병원을 찾았다가 췌장암이라는 진단을 받았다. 대학병원에서 정밀 검사를 한 결과, 이미 암이 상당히 진행된 상태였다. 문맥(장과 간을 연결하는 혈관)처럼 큰 혈관까지 퍼져 있어 절제수술이 불가능하다는 얘기를 들었다. 딱히 치료할 방법이 없어 항암제만 투여받고 집에서 요양하게 되었다.

암 중에서도 췌장암은 조기 발견이 어렵다. 그래서 발견됐을 때는 이미 상당히 진행된 경우가 많다. 그만큼 자각 증상이 별로 없는 데다, 췌장의 위치도 몸속 깊숙이 위와 장, 간 등에 둘러싸여 있어 화상 진단으로도 조기 발견하는 것이 어렵기 때문이다.

게다가 췌장은 두께가 2센티미터 정도로 얇고 다른 소화기관과 밀

췌장암이 3분의 1로 줄어든 예

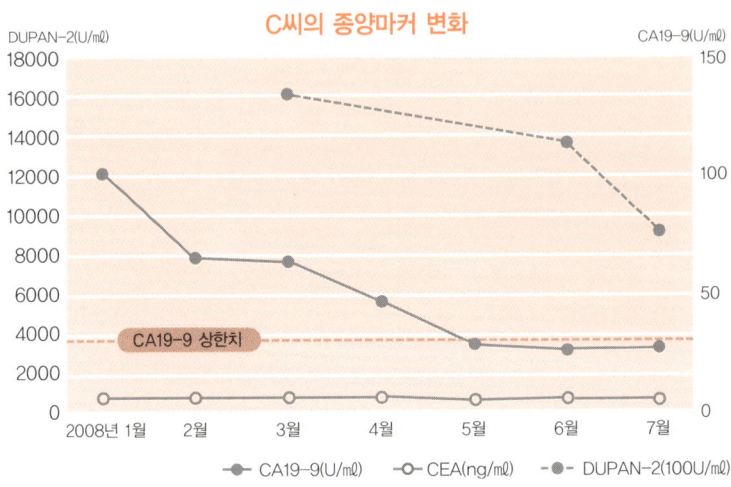

C씨의 종양마커 변화

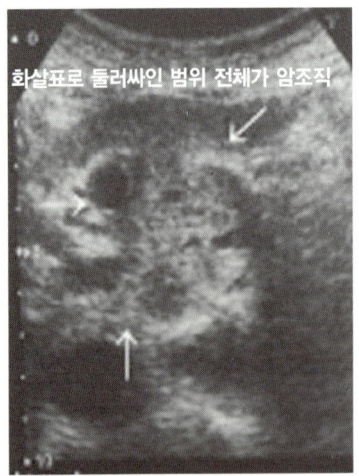

4월 28일 C씨의 췌장 초음파 사진.

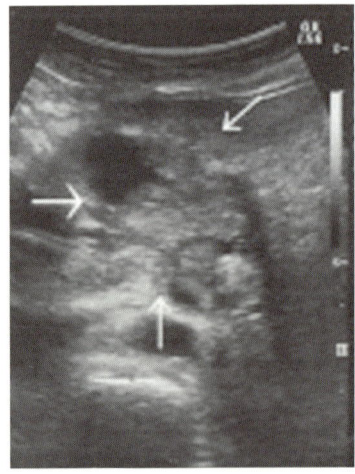

암이 1/3로 줄어들었다(7월 23일).

착해 있기 때문에, 다른 장기로 쉽게 전이되는 불리한 조건을 가지고 있다. 이러한 이유로 췌장암은 암 중에서도 치료하기가 어려운 것으로 알려져 있다. 따라서 수술한 환자의 5년 생존율은 평균 20퍼센트 전후이며, 암을 절제하지 못하는 경우는 약 50퍼센트가 1년 이내, 80퍼센트가 2년 이내에 사망한다.

C씨는 암이 처음 발생한 부위에서 멀리 떨어진 다른 장기로 전이되는 원격전이는 없었지만, 주변의 림프절로 전이되고 문맥으로 침윤(암이 정상 조직에 침투해서 퍼지는 것)되는 정도가 심했기 때문에 대학병원에서 손쓸 방법이 없다는 진단을 받은 것이다. 그러자 지푸라기라도 잡는 심정으로 여기저기 수소문한 끝에 나를 찾아왔다고 한다.

우리는 즉시 식사요법을 시작했다. 염분과 동물성 지방, 동물성 단백질의 섭취를 반년 동안 중단하고, 채소와 과일을 대량 섭취하면서 해조류와 버섯, 레몬, 요구르트 등을 자주 먹도록 지도했다.

식사요법을 시작한 지 두 달 만에 종양마커가 절반으로 줄었고, 초음파로 찍은 화상 검사에서도 암이 작아진 것을 확인할 수 있었다. 식사요법을 시작하고 반년이 되었을 때는 암이 3분의 1 정도로 작아지고 종양마커는 거의 정상으로 돌아왔다. 위장의 움직임이 좋아지면서 식욕이 돌아오고, 가슴을 짓누르는 답답함도 사라지고 체중도 늘어났다. 아직 이렇다 할 예측은 할 수 없지만, 이러한 변화가 눈에 보이기 시작하자 C씨는 큰 희망을 갖게 되었고, 전보다 더 적극적으로 식사요법에 임하고 있다.

이미 상당히 진행된 췌장암이 이러한 경과를 보이는 것은 아주 드문 경우다. 다시 한 번 식사요법의 힘을 절실히 깨닫게 되었다.

이 외에도 유방암이나 전립선암, 대장암, 악성림프종 등 여러 가지 암(전이암 포함)이 개선된 사례가 있다. 이들 대부분은 3대 요법만으로는 증세가 호전되기 어려운 경우였다. 하지만 여기에 식사요법을 병행함으로써 3대 요법만으로는 해결할 수 없는 암 치료의 벽을 돌파하게 된 것이다.

간암과 함께
간경변증도 치유되었다

　　　　　　　　　　　　　　　간암이 나으면서 간경변증(간세포가 파괴되어 간 전체가 딱딱해지는 병)도 함께 치유된 경우도 있다(30쪽 사진과 그림 참조). 63세의 남성 D씨는 C형 간염이 간경변증으로 진행되면서 간 속에 암이 두 군데 발생했다. 이에 간동맥 색전술(암에 산소를 공급하는 혈관을 막아 암을 질식시키는 치료법)을 실시하면서 식사요법을 병행했더니, 암이 점점 줄어들고 종양마커도 기준치 내로 돌아왔다. 그리고 2008년 5월에 318IU/L나 되었던 감마GTP(간 기능을 나타내는 수치, 기준치는 50IU/L 이하)가 두 달 후에는 42IU/L까지 내려가 간경변증도 치유되었음을 보여주었다.

간암이 사라지고 간경변증도 치유된 예

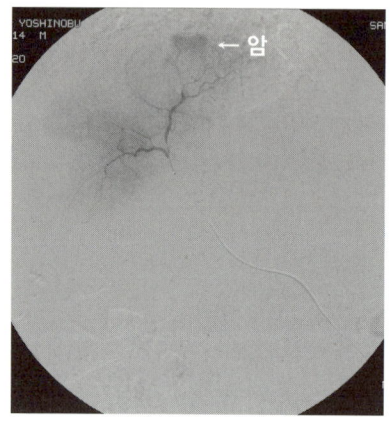

간동맥 색전술을 실시한 간의 혈관조영 화상.

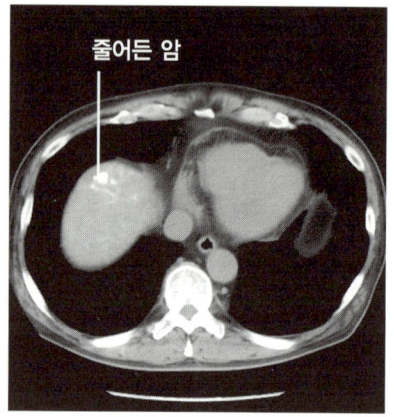

식사요법을 병행한 결과, 간암이 작아지고 간경변증도 치유되었다.

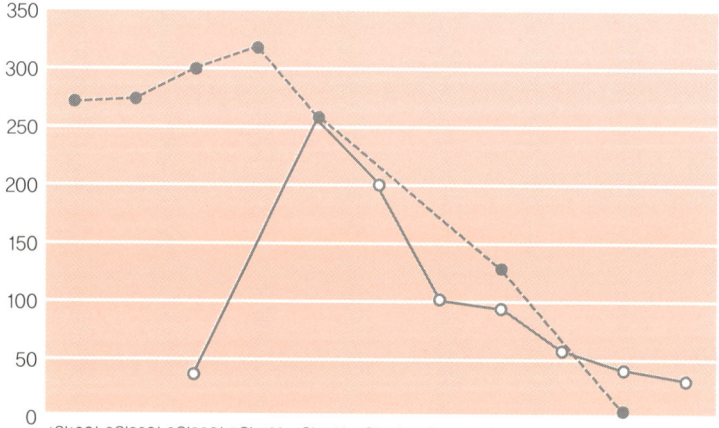

D씨의 종양마커와 간 기능 수치의 변화

● 감마GTP(간 기능 수치)   ○ 알파페토프로테인(종양마커)

식사요법에 주목하게 된 계기

외과의사인 내가 식사요법에 관심을 가지고 연구를 시작하게 된 것은 1994년에 경험한 일 때문이었다. 당시 56세였던 E씨(남성)는 간암이 상당히 진행되어 수술로는 완전히 제거할 수 없는 상태였다. 결국 부분 절제만 했고 암을 상당 부분 남긴 채 수술을 끝내야만 했다.

수술 후에는 앞에서도 소개한 간동맥 항암제 주입요법을 실시했다. 암이 많이 남아 있었기 때문에 어느 정도 효과가 있을지 의문이었지만 다른 방법이 없었다. 예상대로 효과는 별로 없었고 병세는 거의 호전되지 않았다. 가족의 희망에 따라 그 후에는 집에서 요양을 하면서 정기검사 때만 병원을 방문하기로 했다.

나는 E씨가 몇 달밖에 살지 못할 것이라 생각했다. 하지만 예측은 완전히 빗나갔다. 집에서 요양을 시작한 후 E씨는 부인의 간곡한 권유와 헌신적인 보살핌으로 철저한 식사요법을 시작하게 되었다. 하루에 10종류의 채소와 과일을 먹고 하루에 한 번은 버섯류나 해조류, 낫토, 꿀을 먹었다.

이러한 식생활을 계속하다 보니 체력이 떨어질 것이라는 E씨의 예상과는 달리 체력이 붙으면서 몸도 점점 건강해졌다. 그리고 1년 반 후의 CT 검사에서는 남아 있던 암이 깨끗하게 사라졌다. E씨는 지금도 여전히 건강하고 기운 넘치는 모습으로 정기검사를 받으러 온다.

지금은 식사요법으로 이러한 경과를 보이는 예가 많아졌고, 그 근거도 완벽하게는 아니지만 어느 정도 밝힐 수 있게 되었다. 하지만 그때는 환자가 회복한 것이 기쁘면서도 의학적으로는 절대 이해할 수 없는 일이라고 생각했다.

실은 E씨의 일이 있기 얼마 전에도 특수한 예를 경험했다. F씨는 우리 집 근처에 살던 남성(당시 53세)으로, 오른쪽 폐에 직경 7센티미터 정도의 거대한 암이 있었다. 암이 흉벽까지 침윤한 상태여서, 수술로 암을 완전히 제거하는 것은 불가능했다. 달리 방법이 없어 폐암 전문의를 찾아가 항암제를 투여받았지만, 역시 효과가 없어 환자도 의사도 거의 포기한 상태였다.

나는 무슨 방법이 없는지 생각하다가 책에서 읽었던 고다요법(자세한 내용은 42쪽 참조)을 참고로 여기저기서 자료를 모은 뒤, F씨에게 식사를 바꾸어보는 것이 어떻겠냐고 제안했다. 육식과 지방, 염분을 줄이고 현미, 감자, 콩, 채소, 과일, 해조류 위주의 식사를 권해본 것이다.

그러자 놀랍게도 1년 만에 암이 절반 크기로 줄었고 2년 반이 지나자 거의 사라졌다. X선으로 보면 폐에 흔적은 남아 있지만 종양마커도 정상으로 돌아왔다. 그 이후로 13년이 지났으나 F씨는 여전히 건강하게 생활하고 있다.

일반적으로 폐암은 수술이 불가능한 상태가 되면 생존하기가 매우 힘들다. 그런데도 F씨는 십수 년째 건강하게 살고 있다.

수술 후 5년 이내에 거의 절반이 사망하는 현실

이러한 경험이 여러 번 반복되자 '어쩌면 이것은 예외나 특수한 예가 아닐지도 모른다'는 생각이 강하게 들기 시작했다.

우리 몸은 입으로 들어오는 음식물로 만들어지고 유지된다. 정상세포나 암세포, 세균이나 노폐물을 제거하는 면역세포도 마찬가지다. 그렇다면 우리 몸을 구성하는 기반인 식사를 바꾸면, 암이 치유되거나 증세가 호전되는 것은 예외가 아니라 오히려 당연한 일이 아닐까? 이러한 생각에 더욱 박차를 가한 것이 앞에서도 이야기한 '수술 후 5년 생존율'의 조사 결과였다.

당시 나는 도립 에바라 병원에서 외과부장으로 근무하고 있었다. 부임하고 8년째가 되는 2002년, 나와 동료 의사들은 이 병원 외과에서 우리가 실시한 소화기암의 수술 성적을 점검하기 위해 5년 생존율을

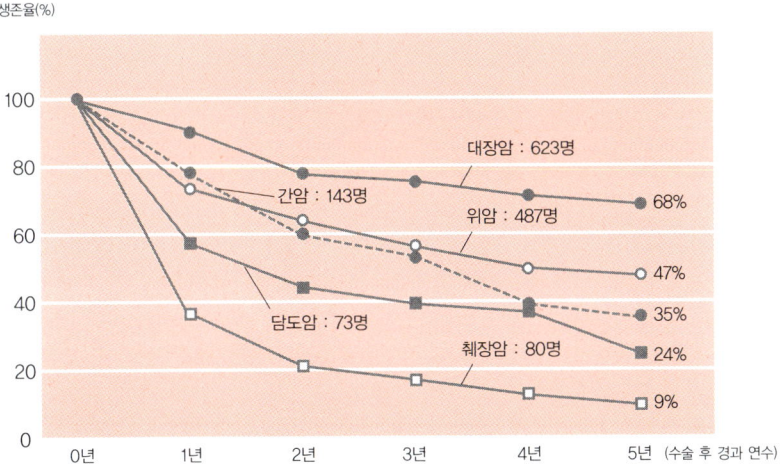

조사했다.

　대장암 623명, 위암 487명, 간암 143명 등 소화기암 수술을 받은 총 1,406명의 환자들이 조사 대상이었다. 수술이 성공한 병례, 즉 적어도 눈에 보이는 암은 절제해야만 조사 대상에 들 수 있었고, 너무 진행돼서 절제를 단념했거나 암을 다 제거하지 못한 경우는 제외했다. 이러한 환자들의 생존율을 해마다 추적해 5년째까지 나타낸 것이 위의 그래프다.

　5년 생존율은 대장암이 68퍼센트로 가장 높았고, 그다음이 위암 47퍼센트, 간암 35퍼센트 순이었으며, 췌장암이 9퍼센트로 가장 낮았다. 암 종류에 따라 차이는 있지만 평균적으로는 52퍼센트였다.

즉 거의 절반에 해당하는 48퍼센트의 환자가 수술 자체는 성공했음에도 5년 이내에 사망한 것이다. 조사 대상이었던 환자들은 수술 전후 대부분 항암제를 투여받거나 방사선 치료를 받았다. 따라서 사실상 이 조사 결과는 수술, 항암제(화학요법), 방사선 치료라는 암의 3대 요법을 실시했을 때의 생존율이라 할 수 있다.

물론 조사 대상이 된 병례는 암의 진행 정도가 일정하지 않다. 암의 크기가 작고 침윤이 적은 병례로 조사 대상을 한정하면 생존율은 더욱 높게 나올 것이다. 그러나 이미 상당히 진행된 뒤에 암을 발견하는 경우가 많기 때문에 '조기 발견하면 살 수 있다'는 것만 강조할 수는 없다. 의사의 임무는 환자를 치료하는 것이므로, 이미 진행된 암이라도 최선을 다해 치유율을 높이는 방법을 찾아야 할 것이다.

나는 조사 결과를 보고 이러한 생각을 하게 되었고, 이때부터 암 식사요법에 대한 정보를 더욱 열심히 모으기 시작했다. 지금부터 그 이야기를 해보려 한다.

약 100년 전에
암과 식사의 관계에 주목한 거슨

━━ 우리는 지금도 그렇지만 미국도 최근까지는 식사요법을 정통적인 암 치료법에 포함시키지 않았다. 그러나 뛰어난 통찰력을 가진 연구자들은 수십 년 전부터 암과 식사요법의 관계를 주목해왔다. 그중에서도 선구자라 할 수 있는 사람이 앞에서도 잠깐 이야기한 막스 거슨이다. 거슨은 독일 출신의 의사로 '거슨요법'의 창시자다.

이미 100년 전에 거슨은 암과 식사의 관계에 주목했다. 거슨이 여기에 관심을 갖게 된 것은 지병인 두통으로 고생하고 있었기 때문이다.

어느 날 거슨은 편두통이 육류나 지방, 염분을 먹으면 더 심해지고, 이것을 줄이고 채소나 과일을 많이 먹으면 호전된다는 사실을 깨달았다. 이에 자신이 진료하던 결핵 환자에게도 생체대사가 정상으로 돌아올지도 모른다는 기대를 갖고 이러한 식사요법을 권해보았다.

당시 결핵균은 이미 발견되었지만, 항생물질을 이용한 치료법은 확립되어 있지 않아 결핵 환자의 80퍼센트가 사망했다. 그때만 해도 결핵은 어느 정도 진행되면 손도 써볼 수 없었던 것이다. 거슨은 자신이 직접 효과를 실감한 식사요법을 시험해보고 싶었다.

그래서 결핵 환자에게 동물성 단백질과 동물성 지방, 염분은 제한하고 채소와 과일을 많이 먹도록 지도한 결과, 면역력이 높아지고 결핵 증세가 호전되었다. 결핵에도 몇 가지 종류가 있는데, 그중에서도 피부결핵은 "이 식사요법으로 아주 빠르게 나았다"고 거슨은 밝히고 있다.

거슨은 자신이 고안해낸 식사요법을 약 500명의 결핵 환자에게 시험했고, 그 결과 98퍼센트가 나았다. 결핵 환자의 절반 이상이 죽어나가던 시대였음을 감안하면 놀랄 만한 수치라고 할 수 있다.

이때 거슨은 결핵과 암을 같이 앓고 있던 환자는 결핵이 나으면서 동시에 암도 치료되었다는 것에 주목했다. 이 일을 계기로 거슨은 암 환자에게 식사요법을 지도하게 되었고, 1930년대에 거슨이 암 식사요법으로 확립한 것이 현재의 거슨요법이다.

거슨요법의 방법과 병례는 《암 식사요법》이라는 책으로 출간되었고, 지금은 암 식사요법의 지침서로 널리 읽히고 있다.

거슨요법의 핵심은 소금과 지방을 가능한 한 없애고 동물성 식품을 엄격하게 제한하면서, 신선한 채소와 과일을 대량으로 먹는 것이다. 특히 갓 짜낸 채소 주스를 하루에 13잔(총 2리터)씩 마시는 것이 중요하다. 술이나 정제된 설탕과 밀가루 등의 식품과 담배는 금지한다.

　나는 암 식사요법의 지침을 정할 때 거슨요법을 많이 참고했다. 하지만 거슨요법에는 현미나 유제품, 달걀, 콩제품을 금지하는 등 고개를 갸웃거리게 하는 부분도 있다. 어떤 시대적 배경이 있었을 것이라고 생각하지만, 이 식품들은 암 식사요법에는 도움이 되기 때문에 이러한 점을 고려하면서 적용했다.

직접 시험해보고 고안한
합리적인 '호시노식 거슨요법'

거슨요법의 효과는 그대로 유지하면서 현대사회에서도 쉽게 실행할 수 있는 식사요법을 고안해낸 사람은 정신과의사인 호시노 요시히코 선생이다. 호시노 선생은 대장암 선고를 받고 반년 후 암세포가 간까지 전이했는데, 현대의학에서는 이 경우 5년 생존율을 0퍼센트로 본다. 절망적인 상태에서도 호시노 선생은 스스로 병을 고쳐보려고 여러 가지 방법을 시도하던 중에 거슨요법을 접하게 되었다.

그러나 거슨요법은 입원을 할 경우에는 충분히 가능하지만, 일상생활이나 일을 계속하면서 실시하기에는 어려운 부분이 있었다. 호시노 선생은 여러 가지 방법을 직접 시험해본 끝에 거슨요법의 어려운 점을 보완하면서도 효과는 떨어지지 않는 '호시노식 거슨요법'을 고안해냈다.

주요한 금지 사항과 채소, 과일을 대량 섭취하는 점 등 큰 부분은 거슨요법의 원칙을 따르고 있지만, 채소주스는 '한 번에 400밀리리터씩 하루 3번 이상' 마실 것을 권하고 있다. 거슨요법보다 채소주스의 양이 줄어든 만큼 비타민 C 제품으로 보충하도록 한다.

마시기 쉽도록 당근주스에 사과를 섞거나 식물성이면서 동물성 단백질과 비슷한 맛을 내는 대용단백질(곡류에 존재하는 글루텐, 콩 단백질 등)을 활용하는 등 직접 실천해본 사람이 아니면 생각할 수 없는 세세한 제안도 포함되어 있다.

호시노 선생은 '호시노식 거슨요법'으로 암을 극복하고 지금은 전국에서 강연회를 여는 등 암 환자와 그 가족들에게 암 식사요법에 대한 정보와 희망의 메시지를 전하고 있다.

암 식사요법을 연구하면서 호시노 선생과 만날 기회가 있었는데, 이후 서로 정보를 교환하고 함께 논문을 써내기도 했다. 내가 목표로 하는 암 식사요법을 완성하는 데도 호시노식 거슨요법으로부터 많은 도움을 받았다.

50년의 역사를 가진 '고다요법'

내가 참고했던 또 한 가지 식사요법은 약 50년 동안 식사 지도를 계속해왔던 고다 미쓰오 선생의 '고다요법'이다.

선천적으로 병약해서 위장염과 간염 등 많은 병을 안고 살던 고다 선생은 의과대학교에 재학 중 현대의학으로는 자신의 병을 고칠 수 없다는 결론을 내린다. 하지만 절망하지 않고 여러 가지 방법을 찾아보던 중 '니시 건강법(니시 가쓰조가 고안한 독특한 체조, 단식, 생채식 요법으로 병을 치유하는 방법)'을 접하고 단식으로 병을 극복했다.

의사가 된 후에는 자신이 개발한 체조를 중심으로 니시 건강법을 계승하면서도 독자적인 치유 경험을 쌓아 확립한 '고다요법(정식 명칭은 니시고다요법)'으로 여러 종류의 암을 비롯해 궤양성 대장염, 척수소뇌변성증 같은 불치병이나 난치병을 치유해왔다.

고다요법에서는 환자의 상태에 따라 단식이나 소식요법, 현미생채식을 적절히 선택한다. 현미생채식이란 현미와 채소를 가열하지 않고 그대로 먹는 방법이다. 주식은 현미 가루로 하고, 잎채소를 양념 절구통에 찧거나 믹서로 갈아 걸쭉하게 한 것, 잎채소를 짜낸 즙, 뿌리채소 간 것을 대량으로 섭취하는 것이 원칙이다. 아침은 굶고 점심과 저녁은 현미생채식을 한다.

고다 선생은 약은 전혀 쓰지 않고 이러한 요법으로 암이나 난치병을 치료했다. 운 좋게도 고다 선생을 만나 음식과 관련된 여러 가지 이야기를 들을 수 있었다. 덕분에 식사요법의 과학적 측면에 대해서도 납득하게 되었으며, 특히 암과 난치병 치료를 향한 고다 선생의 열의와 성의에 깊은 인상을 받았다.

거슨요법과 고다요법은 물론 차이점도 있지만 다음과 같은 핵심 부분은 일치한다.

- 동물성 지방과 동물성 단백질 금지
- 염분 제한(고다요법에서는 천연소금은 적당량 섭취할 수 있다)
- 생채소 대량 섭취(거슨요법에서는 채소주스, 고다요법에서는 채소즙이나 채소를 갈아서 먹는다)
- 정백하지 않은 곡물로 배아(씨눈) 섭취(거슨요법에서는 오트밀이나 통밀 가루·호밀 빵, 고다요법에서는 현미)

나는 이러한 공통점에 암 식사요법의 중요한 요소가 숨어 있을 것이라고 생각했고, 식사요법의 지침을 정하는 데도 크게 참고했다.

교토 대학교의 야모리 유키오 명예교수는 오랫동안 콩을 연구해왔는데, 콩에 함유되어 있는 '이소플라본'이 유방암과 전립선암에 효과가 있다는 것을 밝혀냈다. 이것 역시 큰 참고가 되었다.

지금까지 소개한 것 외에도 널리 알려지거나 역사가 깊은 식사요법이 많다. 사쿠라자와 유키카즈와 그 유파를 이어받은 구시 미치오가 확립한 마크로비오틱(현미를 주식으로 하고 채소나 해조류, 콩 등을 부식으로 하는 것이 기본이며, 독자적인 음양론을 바탕으로 식재료와 조리법의 균형을 생각하는 식사법), 구리야마 기이치와 후계자인 아키오가 확립한 구리야마식 식사요법(자연식이라 할 수 있다), 마쓰다 마미코가 소개한 내추럴하이진(1830년대에 미국에서 일어난 자연주의 운동에 기반을 둔 것으로, 아침과 점심은 과일과 채소를 먹는 방법) 등이다. 이러한 식사요법도 조사하고 강연회도 참석하면서 여러 부분 참고했다.

미국은 식사와 암의 관계를 자세하게 연구하고 있다

━━ 우리의 경우는 수십 년 전부터 암으로 사망하는 사람이 계속 늘어나 1981년에는 사망 원인 1위가 되었고, 2007년에는 약 33만 6천 명이 암으로 사망했다. 하지만 미국에서는 이와 대조적으로 1990년대 전반을 경계로 암으로 인한 사망률이 감소하고 있다.

미국에서 암이 감소하게 된 원인은 무엇일까? 그 계기는 1969년으로 거슬러 올라간다. 이해에 미국에서는 〈맥거번 리포트〉라는 보고서가 발표되었고, 1977년에는 더욱 자세한 리포트가 제출되었다.

당시 미국에서는 심장병, 암, 뇌경색(뇌혈관이 막혀서 일어나는 병), 당뇨병이 계속 늘어나 의료비가 국가 재정을 압박할 지경에 이르렀다. 이러한 위기감에서 '영양문제 특별위원회'가 설치되었고 위원장은 조지 맥거번 상원의원이 맡았다. 이 위원회에서 7년에 걸쳐 작성한 것이

'미합중국 상원 영양문제특별위원회 보고서', 즉 맥거번 리포트다.

5천 쪽에 달하는 이 보고서에는 "암이나 심장병 등의 만성병은 육식을 중심으로 한 잘못된 식생활 때문에 생긴 식원병이며, 약으로는 낫지 않는다"고 결론짓고, "우리는 이러한 사실을 인정하고 즉시 식생활을 개선해야 한다"고 밝혔다. 그리고 "육류를 중심으로 한 고열량, 고지방의 동물성 식품을 줄이고, 정백하지 않은 곡물과 채소, 과일을 많이 먹을 것"을 구체적인 대책으로 제안했다.

미국식품의약청(FDA)은 이를 받아들여 1979년에 '건강한 인간'이라는 건강 대책을 내놓았다. 건강, 의료, 식사에 관한 여러 가지 목표 수치를 설정하고, 10년 단위로 달성하자는 것이다. '건강한 인간 1980'으로 시작하여 현재 '건강한 인간 2010'으로 이어지고 있다.

1990년에는 미국 암연구소가 암을 예방하는 데 효과가 있는 식물성 식품(이를 디자이너 푸드라고 한다)을 연구하고 이를 홍보하는 '디자이너 푸드 프로젝트'를 시작했다. 약 40종류의 식품이 발표되었는데 암을 억제하는 데 가장 효과가 있는 식품으로는 마늘, 당근, 양배추, 콩, 생강, 당근 등을, 그다음으로 효과가 있는 식품군으로는 양파, 녹차, 감귤류 등을 들고 있다.

이처럼 고쳐야 할 부분을 즉시 받아들여 행동으로 옮기는 것은 우리가 배워야 할 점이다.

전통식은 암을 예방하는 효과가 있다

━━ 이외에도 암과 식사에 관한 세계적인 연구 결과를 살펴보자.

저명한 역학자(넓은 지역이나 다수의 집단을 대상으로 병이나 건강 상태의 원인과 발생 상태를 통계학적으로 밝히는 학문의 연구자)이자 영국 옥스퍼드 대학교의 명예교수였던 리처드 돌은 흡연과 암에 관한 연구로 유명하다.

미국 암연구소(NCI)에 근무하던 돌은 오랜 역학 연구를 기반으로 "암 원인의 30퍼센트는 흡연, 35퍼센트는 식사이며, 술이나 약품, 첨가물까지 포함하면 암 원인의 40~50퍼센트는 식품(입으로 들어가는 것)"이라고 발표했다. 그의 발표는 세계적으로 크게 주목을 받았다.

미국 코넬 대학교의 콜린 캠벨 교수는 30년간의 연구를 통해 동물성 단백질의 발암성질을 나타내는 데이터를 모아 《중국 연구》라는 책으로 발표했다. 책의 제목도 "중국과 일본의 식사가 건강식이다"라는 내

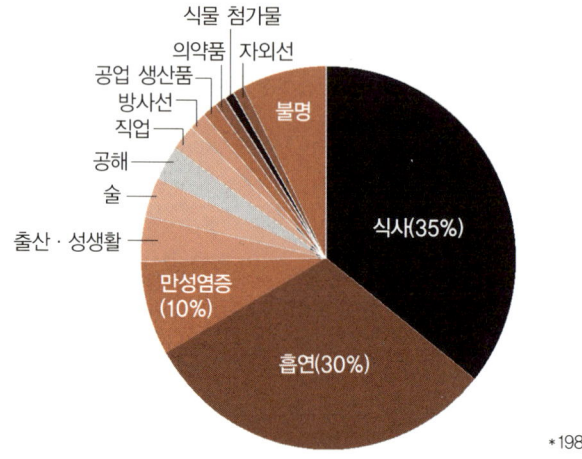

리처드 돌 교수가 분석한 암의 발생 요인

*1981, NCI, R. Doll

용에서 따온 것이라고 한다. 이 말은 연구 데이터에 기반을 둔 이 책의 핵심이기도 하다.

이처럼 최근에는 식물성 식품 위주의 식사가 암 대책뿐 아니라 건강 유지의 중요한 비결로 떠오르면서 세계적으로 관심을 받고 있다. 그리고 좋은 본보기로 동양식 식사가 주목을 받고 있다.

흔히 미국식 식사라고 하면 '두꺼운 스테이크'를 연상하게 되지만, 최근 미국에서는 채소 소비량이 늘고 있고 두부나 초밥도 인기를 끌고 있다고 한다. 로스앤젤레스에 있는 초밥 식당만 해도 수백 곳이 넘는다. 반대로 한국이나 일본에서는 전통식을 먹는 사람이 줄고 서양식을 먹는 사람이 늘고 있는데, 안타까운 현실이 아닐 수 없다.

현재 미국에 있는 총 128개의 대학 중에서 절반 이상이 '의과 영양학', 즉 의학부에서 영양 교육을 중시하고 있다고 한다. 이러한 연구와 그 결과를 토대로 한 구체적인 대책, 식사 지도 덕분에 미국은 최근 십수년 동안 암이 계속 줄고 있다. 그 밖의 다른 선진국에서도 암을 방지하기 위해 여러 가지 영양 지도를 하고 있다.

하지만 우리는 이 분야에서 상당히 뒤처져 있다. 이제 암 치료는 식생활을 빼놓고 생각할 수 없는 단계에 와 있다.

식사요법을 도입한 뒤 암 치유율이 높아졌다

앞에서 소개한 거슨요법이나 고다요법의 효과를 참고하면서, 미국에서 연구한 결과를 토대로 암 환자를 위한 구체적인 식사 지침을 만들었다(자세한 내용은 4장 참조). 일부 환자들에게 이 식사 지침을 지도한 후 치유율을 조사했더니 집계를 할 때마다 점점 높아졌다.

마침 얼마 전에 최근 10년간 암 식사요법을 지도한 각종 병례의 집계 결과가 나왔기에 이를 소개하고자 한다. 대상은 위암, 대장암, 간암, 담도암, 췌장암, 전립선암, 악성림프종 등 110건이며, 모두 진행암(조기암과 말기암 사이의 단계)이나 말기암으로 수술 후에 재발한 경우도 절반 정도 된다.

이 환자들에게 암 식사요법을 실시했더니 완전히 치료된 사람이 13명, 개선된 사람이 58명, 변화가 없는 사람이 2명, 암이 더 진행된 사람이 3명, 사망 34명으로 유효율이 66.3퍼센트라는 결과가 나왔다. 특히 암 중에서도 식사요법의 효과가 나타나기 쉬운 유방암, 전립선암, 악성림프종은 유효율이 70~75퍼센트에 달했다.

진행암이라도 식사요법을 철저히 실천한다면 60~70퍼센트는 개선된다는 의미다. 현대의학(수술, 항암제, 방사선 요법)에서 '더 이상 방법이 없다'는 말을 듣는 말기암이나 암이 재발한 경우도 포함된 것이므로, 유효율 60~70퍼센트는 상당히 높은 수치다.

나는 소화기 외과가 전문이지만, 식사요법을 희망하고 찾아온 유방암이나 폐암, 악성림프종 환자들에게도 식사 지도를 하고 있다. 다른 병원에서는 식사 지도를 받기 어렵다며 찾아온 환자들이라 내 전문이 아니라고 돌려보낼 수는 없다. 이런 경우는 해당 전문의에게 진찰이나 검사를 받게 하면서 나는 식사 지도만 맡는다.

식사요법에 주목하기 전에 질릴 정도로 경험한 것이지만, 수술이 불가능한 단계까지 암이 진행한 경우 현대의학이 할 수 있는 일은 거의 없다. 항암제나 방사선 요법은 써볼 수 있지만 이것은 '치유'를 목적으로 한다고 말하기 어렵다. 수명 연장 효과 정도를 기대할 수 있을 뿐이다. 할 수 있는 처치만 하면서 호스피스로 갈 날을 기다리는 상태인 것이다. 의사로서 가장 무력감을 느끼는 순간이다.

그러나 식사요법이라면 암이 어떤 상태에 있더라도 치유를 기대할 수 있다. 물론 모든 경우가 효과를 본다고는 할 수 없지만, 환자에게 체력이 남아 있을 때(식사를 제대로 할 수 있는 동안) 식사를 통해 면역력

10년간 암 식사요법의 치료 성적

장기별 병례 수		완전 치료	개선	불변	진행	사망
위암	18	2	8		1	7
대장암	32	2	16	1		13
간암	3	1	1	1		
췌장암	7	1	3			3
담도암	7		3			4
식도암	5	2	1			2
전립선암	8	2	4			2
악성림프종	8	1	6			1
그 외	22	2	16		2	2
합계	110	13	58	2	3	34

*평균 관찰 기간 2년 4개월

유효율 66.3%

을 회복하기 시작한다면 진행암이나 말기암 환자도 희망을 가질 수 있다. 수술이나 항암제, 방사선 요법 같은 현대의학을 더욱 효과적으로 활용하기 위해서도 식사요법(영양, 대사요법)에 주목해야 할 것이다.

암 식사요법의 의미와 가치를 알게 되었다

현대의학에만 의지했던 무렵, 어쩌다가 '식사를 바꿨더니 암이 치유되었다'는 이야기를 듣거나 거슨요법으로 치유되었다는 사례를 읽으면, 마치 불가사의한 이야기를 접한 듯한 기분이 들었다.

그러나 식사요법에 대해 계속 연구하면서, 식사요법에는 과학적 근거도 있고 그 원리도 어느 정도 밝혀져 있다는 것을 알게 되었다.

예를 들어 거슨요법이나 고다요법에서는 채소를 많이 먹는 것이 필수사항인데, 이것은 암을 일으킬 수 있는 활성산소(늘어나면 몸에 해를 끼치는 아주 불안정한 산소의 한 종류)를 제거하는 피토케미컬이 채소에 풍부하게 들어 있기 때문이다.

신선한 채소나 과일에는 대사를 유지하는 각종 비타민과 미네랄뿐만 아니라 현대 영양학에서는 그 중요성을 간과하고 있는 '효소'가 듬뿍 들어 있다. 이들이 우리 몸을 활성화하고 면역력을 높이는 데 큰 힘을 발휘하는 것이다.

이러한 사실을 알게 된 후 내가 읽고 들은 식사요법의 병례 보고는 마치 주문이 풀리듯이 '불가사의한 이야기'에서 확실한 근거가 있는 성과이자 귀중한 데이터로 바뀌었다. 그때 나카야마 고메이(전 일본외과학회 명예회장) 선생의 말이 떠올랐다.

"의사는 자신이 병을 고친다는 건방진 생각을 해서는 안 된다. 몸은 환자 스스로 고치는 것이며, 이러한 자연 치유력(인간의 몸이 본래 가지고 있는 병을 고치는 힘)을 이끌어내는 것이 명의다. 수술로 병을 고쳤다고 우쭐해하지 마라."

수술이나 항암제로 암을 치료하면서 더 이상 불가능하다고 느꼈을 때, 머릿속에서 끊임없이 맴돌았던 말이다. 식사요법의 근거나 메커니즘을 안 뒤 실제로 환자에게 지도하고 성과가 나타나기 시작하자, 그분의 말이 더욱 실감나게 다가왔다.

'암의 기세를 꺾는 수술이나 항암제'와 '영양, 대사를 조절하는 식사요법', 그분이 말한 '자연 치유력(면역력)으로 환자 스스로 몸을 고친다'는 이 세 가지 요소가 내 안에서 단단히 연결되었다.

자세한 것은 다음 장에서 설명하겠지만, 최근 들어 부작용 때문에 많은 사람들이 쓰기를 꺼려하는 항암제도 식사요법으로 면역력을 일정 정도 유지하면서 신중하게 사용하면 부작용을 억제하고 효과도 높일 수 있다.

나는 '암을 고치고 싶다'는 생각 하나로 의술을 배우며 열심히 공부해왔다. 하지만 이것은 '고치는' 의료였다. 지금 내가 지향하는 것은 '낫는' 의료다. 환자가 주체가 되는 의료, 환자의 면역력과 대사를 중시하는 의료인 것이다.

따라서 앞으로의 의료는 현대의학을 식사요법과 '면역력'이라는 키워드로 연결한 곳에 있다고 생각한다. 그리고 의사라면 '낫지 않는다'는 생각이나 포기하는 마음을 떨쳐버리고, 환자의 기대에 부응하고 '낫는' 의료를 베풀기 위해 최선을 다해야 할 것이다.

제2장

왜 인간은
암에 걸리는가

암을 일으키는 네 가지 요인

━━ 암이 생기는 원인이나 과정은 아직 명확하게 밝혀지지 않은 부분도 많지만, 꾸준한 연구로 조금씩 해명되고 있다. 이 장에서는 지금까지 밝혀진 암의 원인과 과정 중에서 특히 식사와 관련이 있는 부분을 중심으로 설명하고자 한다.

암에는 여러 가지 종류가 있고 같은 암이라도 다양한 원인이 서로 얽혀서 발생한다. 암의 주요 원인으로 알려진 것은 유전 요소, 바이러스나 세균, 자외선, 방사선, 일부 식품이나 식품 첨가물, 화학물질 등이다.

앞에서도 이야기했듯이 영국의 저명한 역학자 리처드 돌은 여러 가지 통계를 기반으로 암을 일으키는 원인 중 30퍼센트가 흡연, 40~50퍼센트가 식품이나 이와 관계가 있는 것(첨가물 등)이라고 발표했다. 즉 절반은 '입으로 들어가는 것'이 원인이라는 말이다. 결국 '식사'가 암 대책에 아주 중요한 부분임을 알 수 있다.

지금까지 밝혀진 식품과 관련된 암의 원인 중 내가 특히 중요하게 생각하는 것은 다음과 같다.

❶ 염분 과다 섭취(미네랄의 불균형)
❷ 구연산회로 장애
❸ 활성산소 다량 발생
❹ 동물성 단백질, 동물성 지방 과다 섭취

물론 자세하게 따지면 다른 원인도 더 있지만, 이 네 가지 항목이 암을 일으키는 요인의 대부분을 차지한다. 따라서 이 네 가지 요인에 대해 대책을 세우면 암을 예방하는 것은 물론 암을 치료하는 데도 크게 도움이 될 것이다.

그러면 네 가지 요인이 각각 어떤 과정으로 암을 발생시키는지 살펴보자.

염분 과다 섭취

염분을 많이 섭취하면 위암에 걸릴 위험이 높다

염분은 모든 종류의 암과 관련되어 있지만 특히 위암과 관계가 깊다. 먼저 위암과 염분의 관계를 알아보자.

염분과 위암의 관계가 주목을 받게 된 것은 1968년 이후 아키타 현에서 실시한 조사 때문이었다. 물론 처음부터 암과의 연관성을 염두에 둔 것은 아니었다.

당시 아키타 현은 뇌졸중(뇌혈관이 손상되거나 막혀 몸에 마비가 오거나 언어장애 등이 일어나는 병)이 많이 발생하는 지역으로 알려져 있었다. 그리고 그 원인을 추운 지역이라 보존이 쉬운 절임이나 젓갈류를 즐겨 먹어 염분 섭취량이 높기 때문이라고 생각했다. 즉 소금이 뇌졸중의 발병률을 높이는 주범이라고 보았던 것이다.

1953년 아키타 현의 염분 섭취량은 하루 평균 22그램이었다. 전국 평균이 16그램이었으니, 당시 사람들이 염분을 많이 섭취했다(현재 염분 섭취량의 전국 평균은 10그램)는 사실을 감안하더라도 아키타 현은 섭취량이 많은 지역이었다.

그러자 아키타 현에서는 '아키타 현립 뇌혈관 연구센터'를 세우고, 뇌졸중을 줄이기 위한 연구와 염분 적게 섭취하기 운동을 벌이기 시작했다. 이 운동은 아키타 현 전체로 퍼져나가 30년간 계속되었고, 그 결과 아키타 현의 염분 섭취량은 하루 12~13그램까지 줄었다. 그러자 뇌졸중의 발병률도 전국 평균을 근소하게 웃돌았고, 아키타 현의 수치만 보면 거의 절반까지 떨어졌다.

그런데 염분을 줄여서 개선된 것은 뇌졸중만이 아니었다. 뇌졸중이 절반으로 줄어들면서 위암 발병률도 3분의 1로 떨어졌다. 의외의 부산물인 셈이다. 이것을 계기로 연구자들은 위암과 염분의 관계에 주목하기 시작했다.

'위암과 염분' 이야기를 할 때마다 떠오르는 것은 십수 년 전 서울대학교 의학대학의 김진복(1933~2005, 위암의 권위자이자 위암 수술의 대가로 꼽힌다) 교수를 만난 일이다. 그때 김진복 교수는 나에게 이렇게 물었다.

"한국에서는 위암이 급격히 줄어들었네. 그 이유가 뭐라고 생각하나?"

"모르겠습니다. 왜 그런가요?"

"냉장고가 보급되었기 때문이네. 냉장고 덕분에 식품을 오래 보존하

아키타 현의 염분 섭취량 변화

	염분 섭취량(g)	참고
1952년	22.1	세대조사(국민영양조사 성적에서)
1969년	20.5	세대조사(국민영양조사 성적에서)
1987년	14.6	세대조사(현민영양조사)
1996년	13.9	개인조사(현민영양조사)
2001년	13.3	개인조사(현민영양조사)
2006년	11.3	개인조사(현민영양조사)

위암 사망률 변화

	전국		아키타 현	
	남성	여성	남성	여성
1960년	98.5	51.8	129.8	60.5
1965년	96.0	49.4	123.4	47.6
1970년	88.9	46.5	109.9	53.8
1975년	79.4	39.8	98.4	48.1
1980년	69.9	34.1	95.0	40.1
1985년	58.7	27.4	69.7	29.6
1990년	49.5	21.6	61.6	26.6
1995년	45.4	18.5	57.4	22.0
2000년	39.1	15.8	51.9	19.2
2005년	32.7	12.5	47.4	14.5

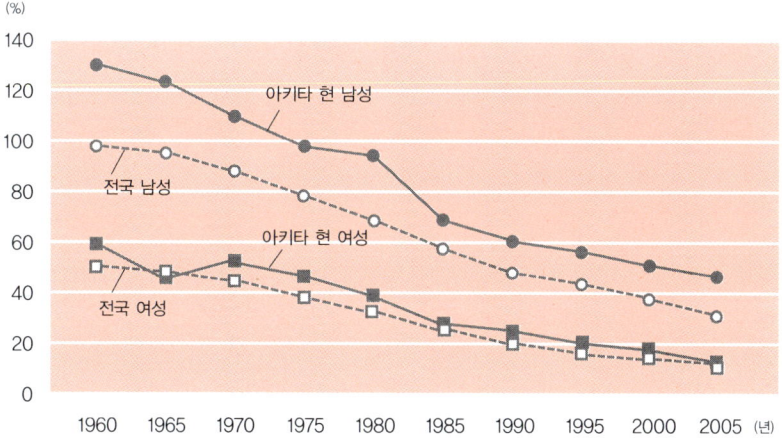

게 되어서 소금에 절여 저장하는 식품을 훨씬 적게 섭취하게 됐지."

서울대학교 병원에서는 연간 600건 정도 실시했던 위암 수술이 냉장고가 보급되면서(소금으로 절인 식품을 적게 섭취한 덕분에) 그 절반인 300건 정도로 줄었다고 한다.

거슬러 올라가면 미국에서도 20세기 초반에는 지금보다 위암 환자가 많았다. 하지만 냉장고의 보급과 함께 위암 발병자도 줄어들었다. 일본에서도 위암은 오랫동안 사망 원인 1위였으나 냉장고 보급과 식생활 변화로 염분 섭취량이 줄면서 위암 발병률도 감소해 1위 자리에서 내려오게 되었다. 한국도 이와 같은 전철을 밟고 있었던 것이다.

염분을 많이 섭취하면 위암에 걸릴 위험이 높다는 것은 이제 널리 알려진 상식이 되었다.

염분과 헬리코박터균이 한 팀이 되면 위암이 늘어난다

그렇다면 염분을 많이 섭취하면 왜 위암에 걸릴 위험이 높아질까?

염분을 계속 과다 섭취하면 그 자극으로 위벽이 쉽게 헐게 된다. 이 때문에 암이 발생할 수 있는데, 여기에는 또 한 가지 중대한 요인이 작용한다. 바로 '헬리코박터균'이다. 정식 명칭은 '헬리코박터 파일로리균'으로, 1982년에 발견되어 위궤양이나 십이지장궤양(이 두 가지를 합쳐 소화성 궤양이라고 한다)의 주요 원인으로 밝혀졌다.

위벽에 붙어사는 헬리코박터균은 위생 상태가 좋지 않은 환경에 오래 있을수록 감염되기 쉽다. 지금과는 달리 열악한 환경에서 자란 50

대 이후는 50~60퍼센트 이상이 헬리코박터균을 가지고 있다고 한다.

최근에는 헬리코박터균이 소화성 궤양뿐 아니라 위암을 일으킬 가능성도 있다고 보고 있다. 헬리코박터균이 붙어사는 위벽의 점막은 쉽게 헐기 때문에 그로 인해 암이 생길 수 있다는 것이다.

염분을 많이 섭취하면 위점막이 헐어 그곳에 헬리코박터균이 쉽게 침투하고, 활동하거나 번식하기도 쉬워진다. 우리 몸의 조직은 상처를 입고 회복하는 횟수가 늘어날수록 암이 생기기 쉬운 조건이 된다. 따라서 염분과 헬리코박터균이 한 팀이 되면 위암이 생길 위험도 당연히 높아질 것이다.

최근에는 헬리코박터균에서 위암을 일으키는 유전자가 분리되어 헬리코박터균이 직접적으로 위암을 일으킬 가능성도 있다고 보고, 이에 관한 연구를 진행하고 있다.

한편 위점막이 헐면 필요 이상 섭취한 염분이 그곳을 통해 세포로 쉽게 침투해서 세포의 미네랄 균형이 무너지는데, 이것도 위암이 생기는 원인이 될 수 있다고 본다.

이처럼 염분을 너무 많이 섭취하면 헬리코박터균이 몸속에 있을 경우 위암이 생길 위험이 몇 배나 높아진다. 유럽이나 미국이 우리보다 위암 환자가 적은 것은 염분 섭취량이 적기 때문이라고 해석하기도 한다. 낮은 염분 섭취와 더불어 '우유나 유제품을 많이 먹는 식생활'도 관계가 있다고 생각한다.

유럽이나 미국은 전통적으로 우유나 유제품을 많이 먹는다. 장 속에 있는 유산균은 헬리코박터균 같은 세균이 번식하거나 활동하는 것을 억제하는데, 우유나 유제품을 많이 먹으면 장 속의 유산균도 늘어나므로, 위암을 예방하는 데 효과가 있을 것으로 생각된다. 물론 이것은 어디까지나 나의 '가설'이지만, 나는 환자에게 식사요법을 지도할 때 채소와 과일을 많이 먹으면서 질 좋은 유제품도 적당량 섭취할 것을 권하고 있다. 유제품 중에서도 특히 요구르트를 권한다.

암을 개선하기 위해서는 염분 섭취량을 '제로'에 가깝게

앞에서도 이야기했듯이 우리 몸속에 염분(나트륨)이 지나치게 많으면 세포의 미네랄 균형이 무너져 암이 쉽게 발생할 수 있다. 조금 어려운 내용이기는 하지만 이 메커니즘을 설명하면 다음과 같다.

우리 몸의 세포 안쪽과 바깥쪽에는 몇 가지 미네랄(전해질)이 전기를 띤 '이온' 상태로 녹아 서로 일정한 균형을 유지하고 있다. 이 미네랄 균형이 유지돼야 세포막을 통해 물질이 정상적으로 운반되고 세포도 여러 가지 활동을 할 수 있다. 미네랄 중에서도 특히 중요한 것은 나트륨과 칼륨의 균형이다. 즉 세포의 안쪽에는 칼륨이, 바깥쪽에는 나트륨이 많은데, 이 비율은 언제나 일정하게 유지된다.

세포내액에는 칼륨이 140~145mEq(mEq는 용액 중의 이온 농도를 나타내는 단위) 들어 있고, 나트륨은 5~10mEq이며, 반대로 세포외액(혈액, 림프액 등)에는 나트륨이 140mEq 정도, 칼륨은 4~5mEq 들어 있다. 이러한 균형은 우리 몸에 아주 중요한 것으로, 예를 들어 세포외액에서 칼륨이 6mEq를 넘어가면 심장이 멈춘다.

다행히 우리 몸은 웬만해서는 이러한 균형이 무너지지 않도록 스스로 조절하고 있다. 그러나 염분을 습관적으로 많이 섭취하면 이러한 균형이 쉽게 무너진다. 미네랄 균형이 무너지면 세포 대사에 이상이 생기고 그 결과 암이 쉽게 발생한다. 이러한 이유 때문에라도 염분 섭취는 되도록 줄여야 한다.

현대인은 대부분 나트륨(염분)은 지나치게 많고 신선한 채소나 과일에 풍부한 칼륨은 부족한 식생활을 하고 있다. 물론 나트륨도 우리 몸에 필요한 영양소이기 때문에 운동이나 신체 활동 등으로 땀을 많이 흘렸을 때는 충분히 보충해야 한다.

그러나 이러한 조건이 아닐 때 염분을 많이 섭취하면 염분이 몸속에 남아돌게 된다. 특히 암 환자가 몸속에 염분이 지나치게 많으면 증상이 개선되기 힘들고 재발도 쉽게 일어날 수 있으므로, 최대한 염분의 양을 줄이는 것이 좋다.

나트륨은 해산물 등에 자연 상태 그대로 함유되어 있다. 따라서 조미료로 소금을 전혀 사용하지 않아도 나트륨이 결핍되는 일은 없다. 하지만 염분이 하나도 없으면 음식에 맛을 낼 수 없으므로, 염분은 최대한 줄이면서 식사도 즐길 수 있는 방법을 생각해보자(자세한 내용은 4장 참조). 그리고 나트륨 균형을 위해 신선한 채소나 과일을 많이 먹어서 칼륨을 보충한다.

구연산회로 장애

발암 확률을 높이는 ATP 부족

나트륨과 칼륨의 균형을 유지하는 데 중요한 요소가 또 하나 있다. 몸속에서 '구연산회로'가 정상적으로 돌아가는 것이다.

'구연산회로'는 당질(탄수화물) 등을 주재료로 물질 변화(대사)를 거듭해서 에너지를 생산하는 중요한 반응계다. 이 반응계에서는 레몬이나 귤에 많이 함유된 구연산(시트르산)이 중요한데, 물질대사는 구연산에서 시작해 여러 가지 물질로 바뀌다가 마지막에 다시 구연산으로 돌아간다. 구연산회로라는 이름은 바로 이 때문에 붙은 것이다.

구연산회로가 원만하게 돌아가면 'ATP(아데노신3인산)'라고 불리는 에너지 물질이 만들어진다. ATP는 세포 안과 밖의 나트륨, 칼륨 균형을 유지하는 데 중요한 역할을 한다.

앞에서도 이야기했듯이 세포내액에는 칼륨, 세포외액에는 나트륨의 비율이 높다. 세포 안과 밖을 구분 짓는 것은 물질이 통과하는 세포막이므로, 보통 칼륨은 세포 바깥쪽으로 나오려고 하고 나트륨은 세포 안쪽으로 들어오려고 할 것이다. 물질은 농도가 일정해지는 방향으로 이동하기 때문이다.

그러나 미네랄의 균형이 무너지면 세포는 정상적으로 움직일 수 없으므로 우리 몸은 에너지를 많이 써서 칼륨은 세포 안쪽에, 나트륨은 세포 바깥쪽에 묶어둔다. 세포 밖에 있는 칼륨을 안으로 더 많이 들여보내고, 세포 안에 있는 나트륨을 바깥쪽으로 더 많이 내보내기 위해서다.

이것은 자연 상태 그대로라면 있을 수 없는 일이기 때문에, 자발적으로 많은 에너지를 쏟아 부으면서 물질을 수송한다는 의미로 물질의 '능동 수송'이라고 부른다. 이때 사용되는 에너지가 바로 구연산회로에서 만들어지는 ATP다.

최근의 연구에 따르면, 구연산회로가 제대로 돌아가지 않아 ATP가 부족해지면 세포 안팎의 미네랄 균형이 무너져 암이 발생할 수 있다고 한다. 프랑스 소르본 대학교 부속병원의 피에르 루스탱 박사는 구연산회로에 필요한 효소 하나가 줄어들면 신경암의 일종인 신경절종(교감신경계에 발생하는 종양)이 생긴다는 것을 발견하고, 그 내용을 저명한 학술지에 발표했다. 그리고 부족한 효소를 몸속에 투여해서 구연산회로가 다시 제대로 돌아가면, 신경절종이 줄어들다가 얼마 후 사라지는 것을 확인했다.

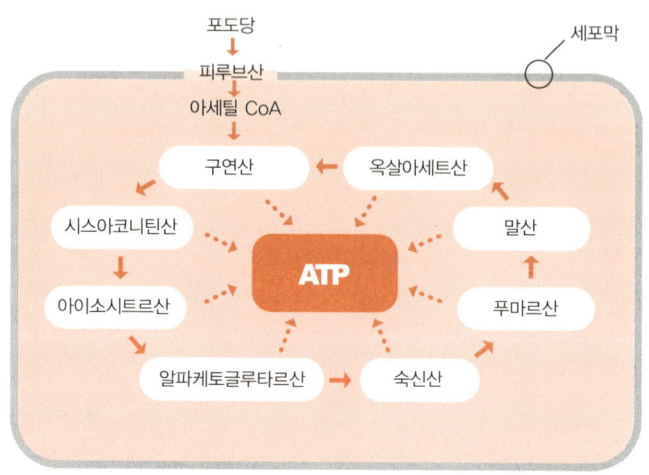

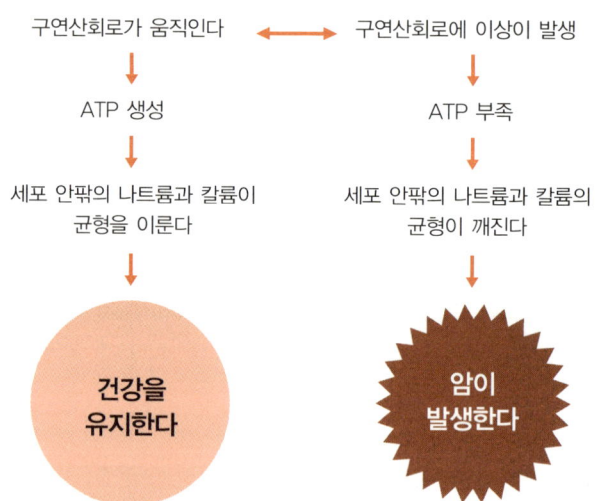

베르니케 뇌병증에서 회복되다

일본에서도 암과 미네랄 균형에 관한 연구 보고가 나와 있다.

앞에서 잠깐 이야기한 세포 안팎의 능동 수송에는 세포막에 있는 특수한 효소가 필요하다. 후지야마 의과약과대학교의 사카이 히데노리 교수는 대장암세포와 정상세포의 세포막 표면에서 이 효소의 활성을 비교해보았는데, 암세포에서는 효소의 활성이 20퍼센트 정도 떨어졌다.

이것이 암이 발생하는 원인인지 결과인지는 아직 알 수 없지만, 사카이 교수의 연구 결과는 세포 안팎의 미네랄 균형과 암은 깊은 관계가 있다는 것을 나타낸다.

구연산회로에 얽힌 잊을 수 없는 기억이 하나 있다. 12년 전 위 주변에 림프종이 생겨 위를 전부 적출한 환자가 주말에 잠시 집으로 돌아갔다. 그런데 갑자기 의식불명이 되어 병원으로 실려온 것이다.

가족의 이야기로는 기력이 없어서인지 식사를 거의 하지 않았다고 했지만, 그것만으로는 의식불명이 된 원인을 알 수 없었다. 뇌 MRI를 찍어 신경외과 의사에게 보였더니, 그 자리에서 바로 '베르니케 뇌병증(또는 베르니케 뇌증)'이라는 진단을 내렸다.

베르니케 뇌병증이란 비타민 B군이 부족해서 뇌 대사가 정상적으로 이루어지지 않는 병이다. 비타민 B군은 구연산회로에 반드시 필요한데, 이것이 부족하면 ATP가 만들어지지 않아 결국 뇌 대사에 이상이 생긴다.

베르니케 뇌병증이 비타민 B제로 회복

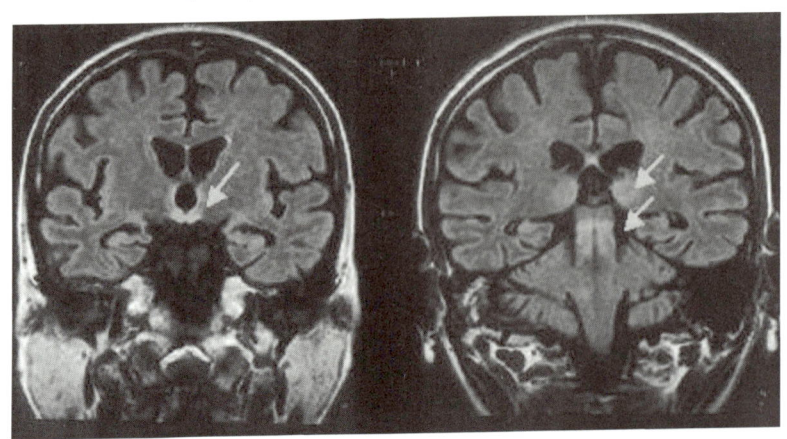

베르니케 뇌병증으로 진단받은 남성의 뇌 MRI 화상. 구연산회로에 필요한 비타민 B군이 부족해서 뇌 대사가 정상적으로 이루어지지 않아 의식불명에 빠졌다. 화살표 부분에 변성이 보인다.

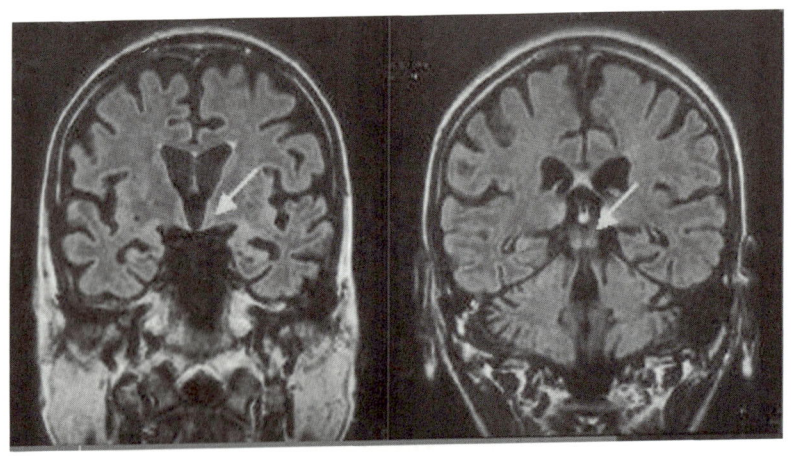

비타민 B제를 열흘간 대량으로 투여하자 ATP가 생성되면서 의식을 되찾고 빠르게 회복되었다. 뇌에 변성이 사라진 것을 확인할 수 있다.

그 환자는 비타민 B를 대량 투여하자 의식을 되찾았고 무사히 회복되었다.

외과의사는 수술에 성공했음에도 이처럼 예상치 못한 일이 벌어지면 어떻게 해야 할지 몰라 허둥댈 뿐이다. 이 일로 나는 필요한 영양소가 부족하면 얼마나 무서운 일이 일어나는지, 그리고 그것을 미리 보완해두는 것이 얼마나 중요한지를 깨달았다.

고작 '비타민제'라고 생각하기 쉽지만, 이런 비타민 하나로 의식불명 환자가 순식간에 회복되기도 하는 것이다. 이러한 경험도 식사요법에 관심을 가지게 된 계기로 작용했다.

이처럼 암을 예방하거나 개선하려면 구연산회로가 정상적으로 움직여야 한다. 이것을 근거로 나는 구연산이 풍부한 레몬이나, 구연산회로에 필요한 비타민 B군이 많이 들어 있는 현미를 적극 권하고 있다.

활성산소 다량 발생

활성산소는 암·생활습관병·노화의 원흉

최근 활성산소는 암뿐만 아니라 모든 생활습관병의 원인으로 주목받고 있다.

우리는 입으로 들어간 식품을 몸속에서 태워 에너지를 얻는다. 정확히 말하면 열은 크게 발생하지 않고 효율 좋게 에너지를 얻을 수 있는 '산화'라는 방식이다. 그리고 몸속에서 식품을 태울 때 발생하는 가스는 활성산소라고 할 수 있다.

활성산소는 매우 불안정한 물질로, 주변에 있는 세포나 물질을 산화해 상처를 입히는 강한 힘을 가지고 있다. 이 때문에 몸속에 활성산소가 늘어나면 암이나 생활습관병에 걸릴 위험이 높아지거나 노화가 빨리 진행된다. 특히 활성산소에 손상을 입은 유전자는 암을 일으키는 큰 요인이 된다.

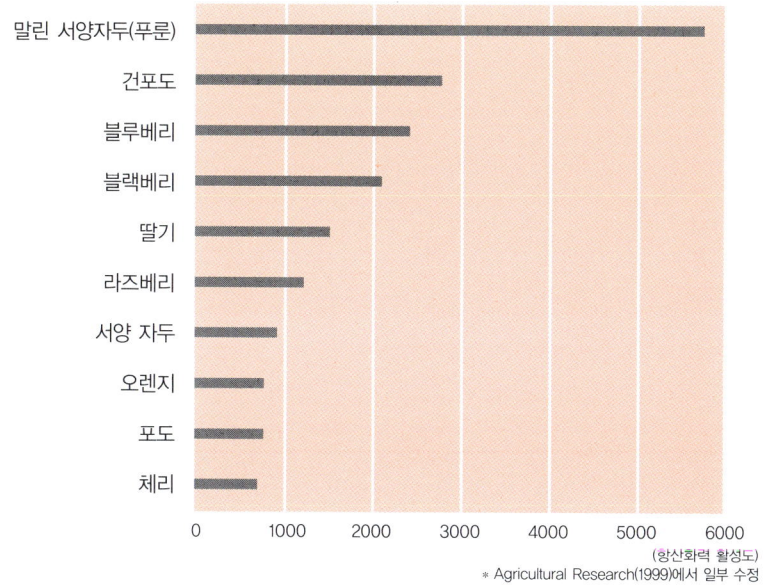

그러나 우리가 살아 있는 한 활성산소가 몸속에 생기는 것은 막을 수 없다. 게다가 활성산소는 독성이 있어서 병원체를 퇴치하는 역할도 하므로 일정량은 필요하다. 그리고 우리 몸속에는 활성산소를 제거하는 효소가 쉴 새 없이 활동하고 있다. 즉 우리 몸은 활성산소가 발생하거나 병원체를 퇴치하고 나면 효소가 재빨리 제거해서 피해를 최소한으로 줄이는 시스템을 갖고 있다.

하지만 이 시스템은 나이가 들면서 점점 약해진다. 게다가 자외선이나 담배, 스트레스, 격한 운동, 과도한 음주, 농약이나 첨가물, 산화된 식품(오래된 기름 등), 대기 오염 등의 환경은 활성산소를 더욱 발생시키고 있다. 이 때문에 몸속에 있는 효소만으로는 활성산소를 해결할 수 없게 되고, 그 결과 암이나 생활습관병이 생기거나 더 악화된다. 따라서 특히 중년 이상은 되도록 몸속에 활성산소를 발생시키지 않고, 발생한 활성산소는 재빨리 없애는 것이 중요하다.

여기서 위력을 발휘하는 것이 활성산소를 막아주는 '항산화물질'이다. 대표적인 항산화물질로는 비타민 A, C, E나 수백 종류가 넘는 폴리페놀 등이 있으며, 이들은 대부분 신선한 채소와 과일에 많이 들어 있다.

암 식사요법에서 신선한 채소와 과일을 많이 섭취하라고 권하는 것도 이러한 이유에서다. 즉 채소나 과일을 주스나 즙, 이외의 여러 가지 형태로 대량 섭취하면, 활성산소가 제거되어 암에 걸릴 위험이 낮아지고 암이 생겨도 진행하는 것을 막을 수 있다.

동물성 단백질 · 동물성 지방 과다 섭취

동물성 지방을 과다 섭취하면 대식세포가 소모된다

암 식사요법은 대부분 동물성 식품을 제한한다. 동물성 식품은 넓은 의미에서는 생선과 닭고기를 포함한 어패류와 육류를 말하지만, 좁은 의미에서는 네 발로 걷는 동물, 즉 쇠고기와 돼지고기를 가리킨다.

따라서 '와타요식 암 식사요법'에서는 어패류와 닭고기는 종류나 부위에 따라 소량 정도는 허용하지만, 쇠고기나 돼지고기는 엄격하게 제한한다. 특히 암 수술 후 적어도 반년 동안 또는 수술이 불가능할 정도로 암이 진행되어 식사요법을 철저히 실시하려는 경우라면 절대로 먹으면 안 된다.

쇠고기나 돼지고기의 지방과 단백질은 암을 발생시키고 악화시키는 요인이기 때문이다. 쇠고기나 돼지고기가 어떻게 암을 발생시키는지 그 메커니즘에 대해 알아보자.

일반적으로 동물성 지방이라고 하면 암보다는 동맥경화의 요인으로 생각하기 쉽다. 동물성 지방을 많이 섭취하면 나쁜 콜레스테롤이라 불리는 'LDL 콜레스테롤'이 늘어난다. LDL는 '저밀도 지단백(Low Density Lipoprotein)'의 약자로, 쉽게 설명하면 콜레스테롤을 만들어내는 간에서 몸의 각 조직으로 혈관을 통해 지질을 운반하는 '배'라고 할 수 있다.

LDL 콜레스테롤은 이 배로 운반되는 콜레스테롤로, 이 양이 늘어날수록 혈관 벽으로 침투하는 콜레스테롤도 많아진다. 하지만 이것만으로 동맥경화가 되는 것은 아니다. 동맥경화는 여러 가지 요인이 겹쳐서 일어나는데, 가장 치명적인 요인은 바로 활성산소다.

활성산소가 LDL를 산화하면 우리 몸은 이것을 유해한 물질로 인식한다. 그러면 단핵백혈구에서 분화하는 대식세포(매크로파지)라는 면역세포가 이것을 처리하기 위해 모인다.

대식세포는 이물질이나 병원체를 먹어치우는 세포다. 얼핏 보면 고마운 일 같지만 이것 때문에 문제가 일어난다. 산화 LDL을 먹어치운 대식세포는 힘이 다해 혈관 벽에서 죽는데, 이 잔해가 혈관 벽에 들러붙어 심근경색이나 뇌경색을 유발하는 죽상동맥경화를 일으키기 때문이다.

문제는 여기에서 끝나지 않는다. 대식세포는 혈관을 따라 온몸을 돌아다니면서 이물질이나 병원체를 처리하는 순찰대다. 그런데 동물성 지방을 과잉 섭취해서 산화 LDL이 늘어나면, 대식세포는 산화 LDL을 처리하는 데 다 매달릴 수밖에 없다.

우리 몸속에서는 끊임없이 암의 싹이 생기고 있지만 면역 시스템 덕분에 즉시 제거된다. 그중에서도 대식세포는 NK(Natural Killer, 자연살해세포)세포와 함께 암의 싹을 가장 빨리 잘라내는 역할을 한다.

그런데 산화 LDL를 처리하는 데 온 힘을 집중하고 있는 대식세포는 이 역할을 완수할 수가 없고, 결과적으로 암이 쉽게 발생하거나 암이 전이하거나 재발할 위험이 높아진다. 즉 동물성 지방을 너무 많이 섭취하면 동맥경화가 일어날 뿐 아니라 암에 걸릴 위험도 높아지는 것이다.

특히 유방암이나 전립선암은 지방을 많이 섭취하는 사람일수록 걸리기 쉽다는 통계가 있다. 우리의 지방 섭취량이 늘어났다고는 하나 미국이나 유럽에 비하면 아직 적은 편이므로, 유방암이나 전립선암의 발생률도 미국이나 유럽보다는 낮다.

예를 들어 미국이나 영국에서는 지방의 섭취량이 우리의 4배 정도로, 유방암과 전립선암에 걸릴 확률도 그만큼 높다고 하겠다.

그러나 우리도 최근 들어 지방 섭취량이 늘어나면서 유방암과 전립선암의 발생률이 높아졌다. 이것은 동물성 지방뿐 아니라 지방 전체의 섭취량과 관계가 있지만, 동물성 지방은 지금까지 설명한 바와 같이 여러 가지 치명적인 문제가 있으므로 특히 주의해야 한다. 따라서 암 식사요법에서는 '지방 전체의 섭취량을 되도록 줄이면서 특히 동물성 지방은 원칙적으로 금지'하는 것이 가장 바람직하다(자세한 내용은 4장 참조).

동물성 단백질은 발암률을 높인다

최근에 와서는 동물성 지방뿐 아니라 동물성 단백질도 암을 유발한다는 사실이 밝혀졌다. 앞에서 소개한 미국 코넬 대학교의 콜린 캠벨 교수는 다음과 같은 동물실험을 했다.

실험용 쥐를 두 집단으로 나누어 한쪽(a)에는 동물성 단백질이 5퍼센트 들어간 먹이를, 다른 한쪽(b)에는 동물성 단백질이 20퍼센트 들어간 먹이를 주고, 두 집단 모두에게 간암을 일으키는 물질인 아플라톡신 B를 투여했다.

그 결과 b그룹이 a그룹보다 간암이 3배나 많이 발생했다. 이때 실험용 쥐의 간을 검사해보았더니 효소 활성이 상당히 높은 상태였다. 간은 우리 몸의 화학공장이라고 할 정도로 다양한 종류의 효소들을 많이 만들어내고 있다. 그런데 이러한 효소의 활성이 높아지면 암에 걸릴 확률도 높아진다.

효소 활성이 높아진다는 것은 단백질이 구성단위인 아미노산으로 분해되었다가 다시 단백질로 합성되는 과정이 왕성하게 일어난다는 것을 의미한다. 따라서 효소 활성이 높아질수록 아미노산이 단백질로 합성할 때 결합해서는 안 되는 부분이 결합하거나 배열이 일부 바뀌는 등 '잘못된 반응'이 일어나기 쉽다. 그리고 간의 중요한 역할인 해독작용이 충분하지 못해 독성물질이 잘 제거되지 않는다. 그 결과 암이 쉽게 발생한다. 아플라톡신 B 같은 발암물질은 이러한 반응에 끼어들어 결합이나 배열에 나쁜 영향을 미친다.

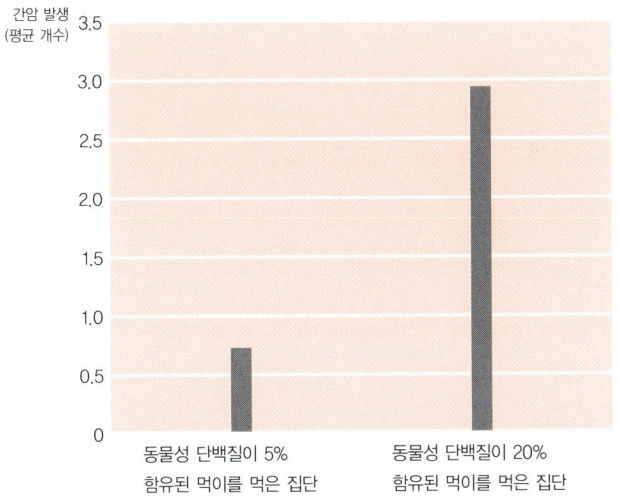

캠벨 교수가 실시한 간암 발생 쥐 실험 결과

이와 유사한 연구로는 쇠고기를 매일 먹는 사람과 일주일에 한두 번만 먹는 사람을 비교한 것이 있는데, 조사 결과 전자가 후자보다 대장암 발생률이 2.5배나 높았다.

예를 들어 B형이나 C형 바이러스성 간염에 걸린 경우에도 단백질을 많이 섭취하면, 단백질이 활발하게 분해되고 재합성될 때 바이러스가 침투해 암이 쉽게 발생한다.

얼마 전까지만 해도 간에 질환이 있을 때는 비타민, 미네랄과 함께 효소나 간세포의 재료가 되는 질 좋은 단백질을 많이 섭취하는 것이 상식이었다. 그러나 이러한 연구 결과가 주목을 받으면서 간질환에 대한 대책도 바뀌고 있다. 즉 간이 좋지 않은 사람은 비타민이나 미네랄은 괜찮지만, 동물성 단백질은 많이 섭취하지 않는 것이 좋다고 한다.

물론 암 식사요법에서도 동물성 단백질은 되도록 제한하는 것이 중요하다.

동물성 식품은 나쁜 균을 늘려 대장암 발생률을 높인다

동물성 식품은 또 한 가지 점에서 암과 관련이 있다. 장내 세균을 통해 대장암에 영향을 준다는 점이다.

우리 장에는 300종류의 장내 세균이 100조 개나 살고 있다. 이 장내 세균에는 건강에 도움이 되는 좋은 균(유익균)과 독성을 가지고 있어서 병을 일으키는 나쁜 균(유해균)이 있는데, 이 두 가지 균들은 쉬지 않고 세력다툼을 하고 있다. 그런데 육식을 많이 하면 웰치균이나 포도상구균 같은 유해균이 늘어난다. 이러한 유해균은 인돌이나 아민 같은 독성물질을 방출한다.

우리 몸에 독성물질이 들어오거나 생기면 일단 간으로 운반되어 해독된다. 해독 방법은 독성물질에 '글루쿠로산'이라는 물질을 결합하는 것이다. 글루쿠로산은 독성물질을 막는 덮개 같은 것으로, 독성물질은 덮개에 덮인 상태로 쓸개즙에 섞여 장으로 배출된다.

그런데 웰치균 같은 유해균은 독성물질을 덮고 있는 덮개를 벗겨내는, 즉 글루쿠로산의 결합을 푸는 효소를 분비한다. 따라서 유해물질이 이 효소를 분비하면 독성물질이 활동하게 된다. 그 결과 대장 벽이 손상되어 암이 쉽게 발생하거나 진행된다.

우리는 원래 대장암이 적고 위암이 많았으나, 육식과 고지방식을 많이 하면서 대장암이 늘어나 현재는 40년 전보다 9배나 높다. 대장암의 예방과 개선을 위해 내가 권하는 방법은 요구르트를 자주 먹어 장 속에 유익균을 늘리는 것이다. 따라서 '와타요식 암 식사요법'에서는 요구르트가 빠지지 않는다. 나도 요구르트 드링크를 매일 약 500밀리리터씩 마시고 있다.

제3장

수술·항암제·방사선과 식사요법

치료 확률은
환자의 면역력에 달려 있다

━━ 현재 암 치료는 대부분 수술 요법, 항암제, 방사선 요법이라는 3대 치료에 의지하고 있으며, 암의 종류나 상황에 따라서는 호르몬제나 면역력을 높이는 약을 사용하기도 한다.

암 수술은 환부를 절개하는 외과수술 외에도 위장에 파이버스코프(유리섬유 끝에 작은 카메라를 연결해서 몸속을 직접 볼 수 있는 의료용 기계)를 삽입해서 수술하거나, 복부에 작은 구멍을 낸 뒤 구멍으로 기구를 삽입해서 수술하는 방법이 있다.

하지만 어떤 암 치료든 화상 진단으로 확인할 수 있는 암 부위를 수술로 절제한 뒤, 항암제나 그 외의 약제를 쓰거나 방사선 요법을 실시하는 것이 일반적이다. 상태에 따라서는 약이나 방사선 요법으로 암 크기를 줄인 뒤 수술을 하는 경우도 있다.

이처럼 주된 치료법을 총동원하는 방식을 '집학적(集學的) 치료'라고 한다. 집학적 치료라고 하니 최첨단이고 효과도 높을 것 같지만, 사실 암의 경우 집학적 치료는 기대만큼 효과를 거두기 어렵다.

약 20년 전에 암을 위한 집학적 치료 재단이 설립되어 많은 연구자들이 효과적인 치료법을 연구한 적이 있다. 그러나 그 결과는 참담했고, 오히려 집학적 치료의 한계만 드러냈다. 많은 약을 여러 가지로 조합해보고 치료법을 다양하게 짜서 시도해봐도, 별다른 성과를 내지 못했다.

하지만 지금 생각해보면 이러한 결과가 나타난 것은 당연한 일인지도 모른다. 가장 먼저 고려해야 할 환자의 몸 상태, 즉 영양과 대사, 면역 상태를 생각하지 않고 암 덩어리를 제거하는 데만 급급했기 때문이다.

항암제로 녹초가 된 골수

　　　　　　　━━━ 수술, 항암제, 방사선 치료라는 3대 요법은 암을 치료하기는 하지만, 환자가 회복하는 데 걸림돌이 될 수도 있는 '양날의 칼'이다. 예를 들어 수술로 환부를 크게 도려내고 주변의 림프절도 몽땅 잘라내면, 암세포를 절제하고 주변 림프절로 전이되는 것을 막을지는 몰라도, 환자의 체력이나 면역력을 떨어뜨릴 위험이 있다.

　마찬가지로 항암제나 방사선 요법도 어떻게 사용하느냐에 따라서 부작용이 심각하게 나타나 오히려 환자의 몸을 상하게 할 수 있다. 분량이나 정도를 신중하게 조절하면 어느 정도 효과를 높이면서 부작용도 줄일 수 있지만, 그래도 몸에 부담이 가는 것은 어쩔 수 없다. 이 때문에 치료를 잠시 쉬면서 몸이 회복되기를 기다렸다가 다시 치료하는 방법을 흔히 쓴다.

말하자면 환자의 체력과 암세포의 싸움인 셈이다. 하지만 이 방법은 환자에게 어느 정도 체력이 있을 때는 괜찮지만, 체력이 떨어지면 서서히 불리한 상황으로 몰리게 된다.

항암제는 보통 정해진 용량이 있는데, 이것을 그대로 따라야 효과가 나타난다고 생각한다. 그런데 정해진 용량대로 사용하면 혈액세포나 면역세포를 만들어내는 골수가 지칠 대로 지치는 경우가 많다. 그러면 빈혈 증상이 나타나고 면역력도 떨어져 회복력이 약해진다.

암 치료 초기 단계에는 항암제와 방사선 요법을 함께 사용할 수 있지만, 방사선 요법은 몸에 부담을 많이 주기 때문에 두 달 이상은 지속하지 않는다. 대신 방사선 요법의 공백을 대부분 항암제로 보충하기 때문에 항암제의 투여량이 많아진다. 그 결과 10퍼센트 전후가 폐렴 등의 부작용으로 사망한다.

이것이 암 치료의 현주소다. 그리고 아마도 많은 의사들이 이렇게 생각할 것이다.

'암세포를 없애지 않으면 몸도 낫지 않기 때문에 3대 요법을 쓸 수밖에 없다.'

'더 나은 치료법이 없기 때문에 어쩔 수 없다.'

물론 나도 이해한다. 그러나 환자의 몸을 희생하는 치료는 병은 보고 인간은 보지 않는, 즉 주객이 전도된 치료 방식이다.

1장에서 이야기했듯이 암세포는 의사가 수술이나 항암제로 없애는 것이 아니다. 암세포를 없애는 것은 환자의 면역력이며, 수술이나 항암제는 이것을 도울 뿐이다. 의사가 할 일은 환자를 도울 방법을 더 많이 찾고 연구해서 실천하는 것이다. 나는 이러한 목적에 맞으면서도 훨씬 강력한 방법을 찾아냈다. 바로 '암 식사요법(영양·대사요법)'이다.

식욕과 체력을 떨어뜨리지 않는
항암제 투여량을 찾아내다

━━ 암의 '3대 요법'과 '식사요법'은 대립하거나 둘 중 하나를 선택해야 하는 것이 아니다.

암 식사요법이라고 하면 식사만으로 치료하면서 수술이나 항암제는 거부한다고 생각하는 사람들도 있지만, 이것은 현명한 방법이 아니다. 자칫 잘못했다가는 위험한 결과를 낳을 수도 있다.

물론 암을 치료하는 방법에는 여러 가지가 있고 거기에 대해 이러니저러니 말하고 싶은 것도 아니다. 하지만 한쪽으로 치우친 정보나 오해로 치료 시기를 놓칠 수 있다는 것을 명심해야 한다.

내 경우는 필요한 수술이나 항암제, 방사선 요법 이외에도 효과가 있는 의학적 치료를 검토하거나 실시한 후에 암 식사요법을 실행한다. 진행암의 경우 먼저 수술로 암 부위를 제거하는데, 암은 대사에 문제가 있어 발생한 전신병이기 때문에, 눈에 보이는 암을 제거해도 다른

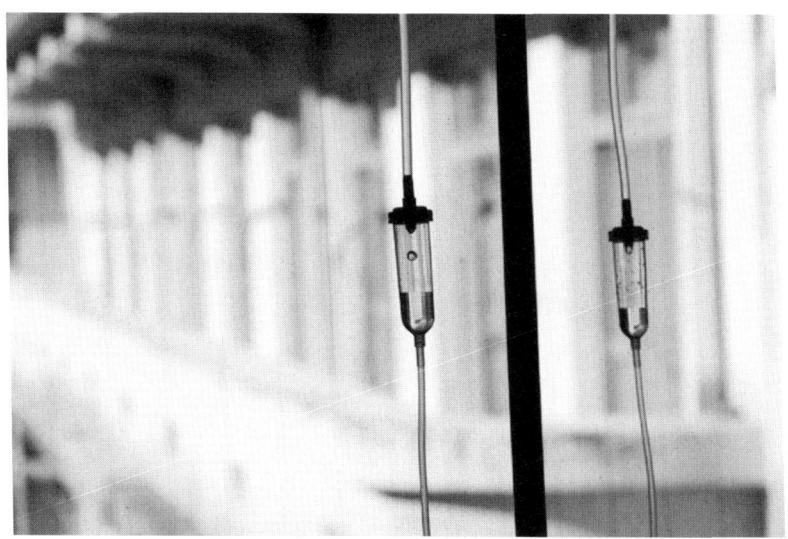
암은 적절한 치료를 받은 후에 식사요법을 병행하는 것이 바람직하다.

곳에 다시 생길 가능성이 있다. 그러나 지금 눈에 보이는 암세포는 가능한 한 제거한 후에 다음 대책을 강구하는 것이 가장 좋은 방법이라고 생각한다.

수술 후에는 대부분 최소한의 항암제와 방사선 요법을 실시한다. 보통 4알을 사용하는 항암제라면 2알로 줄이는 등 환자의 식욕과 체력을 떨어뜨리지 않고 효과를 볼 수 있는 양을 찾아가면서 처방한다.

제약회사 담당자는 "선생님, 그 양으로는 효과가 없습니다"라고 말하지만, 나는 "이렇게 양을 줄여야 효과가 있네" 하고 말한다. 제약회사에서 제시한 양을 투여하면 면역력이 뚝 떨어지는 경우가 있기 때문에, 학회에서도 50~60퍼센트로 줄여 사용하는 것을 인정하고 있다.

물론 항암제를 적게 사용해도 부작용으로 식욕이 떨어지는 경우가 있다. 이럴 때는 요구르트나 유산균으로 장내 세균의 균형을 바로잡거나, 아침에 신선한 주스를 마시게 하는 등 여러 가지 방법으로 식욕을 돋운다. 버섯 진액이나 꿀도 추천하는 식품이다.

항암제로 위장이 지치고 약해진 다음에는 몸이 회복하기 힘들기 때문에, 그전에 주사로 영양분을 공급하거나 환자에게 맞는 여러 가지 대책을 지도한다. 항암제를 사용할 때 무엇보다 중요한 점은 식욕과 체력을 떨어뜨리지 않는 것이다.

항암제를 투여할 때 기준이 되는 것은 백혈구와 림프구의 농도

━━ 면역력을 유지하는 데 가장 중요한 것은 입을 통해 우리 몸속으로 들어가는 음식물이므로, 절대로 식욕이 떨어지지 않도록 해야 한다. 따라서 항암제 투여로 식욕이나 체력이 떨어질 것 같으면, 체력 유지를 우선으로 생각해서 항암제를 잠시 중단한다. 이때 판단의 기준으로 삼을 수 있는 것이 혈액 속의 백혈구와 백혈구의 한 종류인 림프구의 농도(개수)다.

백혈구와 림프구의 농도는 면역력의 정도를 반영한다. 지금까지 경험에 따르면 각각의 농도가 일정량 이상이면, 항암제를 투여했을 때 부작용이 적은 상태에서 암을 치료할 수 있다. 그 기준이 되는 수치는 다음과 같다.

- 백혈구 : 혈액 1mm³당 3,000~4,000개 이상

- 림프구 : 혈액 1㎣당 1,000개 이상

　정기 검사에서 백혈구와 림프구의 농도가 이 수치보다 높게 나오면 원칙적으로 항암제를 사용할 수 있다. 항암제를 계속 투여해도 환자의 체력과 면역력은 그대로 유지되기 때문이다.

　하지만 백혈구와 림프구의 농도가 이 수치보다 낮을 경우 무리하게 항암제를 사용하면, 암은 사라져도 부작용이나 폐렴으로 사망할 수 있다. 따라서 이럴 때는 항암제를 쓰지 말고, 가능한 상황이라면 방사선 요법을 이용한다. 이 방법이 어렵다면, 면역력을 높이는 약을 복용하면서 식사요법으로 체력을 회복해 백혈구와 림프구를 늘린다.

　그러나 백혈구와 림프구가 충분하다고 무조건 항암제에 의지해서는 안 된다. 항암제를 계속 투여하면 보통은 몇 개월 후 내성이 생겨 항암제에 저항하는 암세포가 늘어나고, 결국에는 항암제가 듣지 않게 된다. 따라서 일시적인(길어야 반년 정도) 효과밖에 기대할 수 없다. 지속적인 치료 효과를 기대하려면 역시 식사를 개선하고 영양 상태와 대사를 조절하는 수밖에 없다. 하지만 암세포와 싸울 때 유리한 위치에 있고 싶다면 항암제를 적절하게 사용하는 것이 큰 도움이 된다.

　자동차는 종종 사고를 일으킨다. 그렇다고 자동차를 아예 없애든가 타지 말자고 할 수는 없다. 그보다는 사고가 일어나지 않는 방법을 생각하는 것이 합리적이다. 마찬가지로 항암제도 제대로만 활용하면 암을 극복하는 데 큰 힘이 된다. 극단적으로 생각하지 말고 도움이 되는 것은 무엇이든 시도하면서 면역력을 높여 나간다. 나는 이것이 암을 치료하는 데 무엇보다 중요한 자세라고 생각한다.

수술의 성공은
치료의 끝이 아니라 시작

"수술은 성공했습니다. 암조직을 깨끗이 제거했으니 안심하셔도 됩니다."

암을 절제하는 수술이 끝난 후 이렇게 말하는 의사가 있다. 의사 자신도 한시름 놓이고 환자와 가족들도 안심시키고 싶은 마음에 이런 말을 하는 것이다. 하지만 사실은 수술이 성공했다고 마음 놓을 상황은 아니다.

암은 대사에 이상이 생겨 발생하는 전신병으로, 대사 이상은 대부분 식생활 때문에 생기는 것이다. 따라서 눈에 보이는 암을 깨끗하게 제거한다고 해도 식생활을 개선하지 않으면 전이하거나 재발할 가능성이 있다. 즉 수술 후에도 기본적인 체질은 여전히 '암 환자'인 것이다.

하지만 의사로부터 수술은 성공적으로 끝났으니 안심해도 된다는 말을 들으면, 환자는 이제 다 나았다고 착각하기 십상이다. 이 때문에 암이 발생하기 전과 같은 식생활을 계속하다가 결국 암이 전이하거나 재발하는 경우가 많다.

수술이 성공했다는 것은 치료의 첫 단계가 끝났다는 의미다. 진짜 치료는 지금부터다. 환자나 가족들은 수술이 끝나면 식사를 개선할 준비가 됐다고 생각하기 바란다.

나는 외과의사이지만, '외과수술이 성공했으니 내 임무는 끝'이라고 생각하지 않는다. 외과의사이기 전에 한 사람의 의사이므로, 환자가 완전히 병이 나아서 천수를 누릴 수 있도록 최선을 다해 노력하는 것이 내 임무다.

이 때문에 환자에게 식생활을 엄격하게 지도할 때도 있다. 수술이나 약은 의사가 전적으로 주도할 수 있지만, 식사 지도는 그렇지 않다. 최종적으로 판단하는 것은 어디까지나 환자 자신이다. 하지만 상황에 맞춰 환자에게 가장 적절하다고 생각되는 지도를 하고 있다.

식사 지도를 받은 대로 엄격하게 식생활을 지켜나가는 환자 중에는 말기암인데도 더 이상 악화되지 않고 인생을 즐기면서 장수하는 사람이 많다.

무엇보다도 암 환자는 면역력을 높이는 것이 가장 중요하다. 면역력을 높이려면 물론 식생활에 신경 써야겠지만, 면역학의 일인자인 아보 도오루 교수도 말했듯이 잠을 충분히 자고 스트레스를 피해야 한다. 식생활을 포함해서 생활 전체를 점검할 필요가 있다.

식사와 생활습관을 개선하는 것은 면역력을 높이므로 암 치료의 중

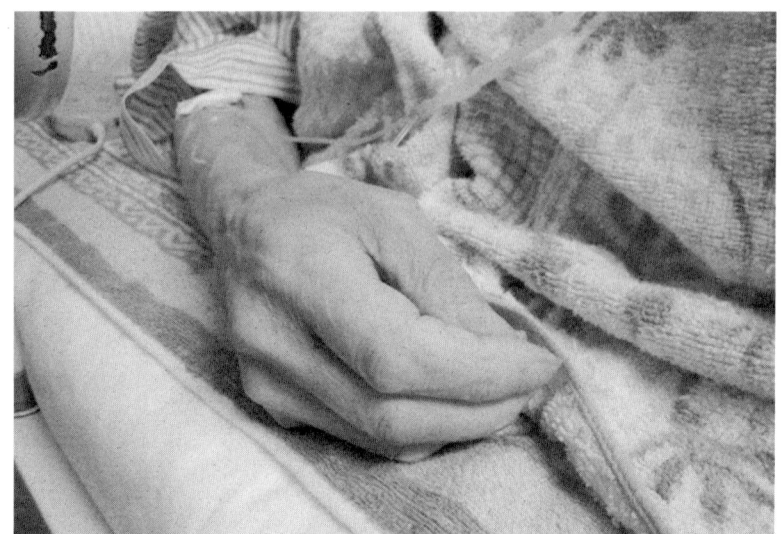

수술은 끝이 아니라 치료의 시작이다. 중요한 것은 수술 이후의 식생활이다.

심이라 할 수 있고, 수술, 항암제, 방사선은 이것을 보완하는 역할을 한다. 암을 치료할 때는 부디 이 점을 염두에 두기 바란다.

영양·대사요법

■■■ 나는 이 책에서 '암 식사요법'이라는 말을 쓰고 있지만, 논문이나 학회에서 발표할 때는 '영양·대사요법'이라는 말을 쓴다. 여기서 잠깐 영양·대사요법의 의미를 설명하고 넘어가겠다. 설명을 듣고 나면 이 책에서 말하는 식사요법이 정확히 무엇을 목적으로 하는지 더 잘 이해하게 될 것이다.

영양·대사요법도 넓은 의미에서는 식사요법이지만 여기에는 미묘한 차이가 있다.

'영양'을 영양소와 혼동해서 사용하는 사람이 많은데, 영양이란 우리가 음식물이나 물, 산소 등을 섭취해서 이들을 몸속에서 사용하고 노폐물을 배설하는 일을 말한다. '대사'는 우리가 섭취한 식품이나 물, 산소 등이 몸속에서 사용될 때 일어나는 물질의 변화, 변환, 교환 등을 통틀어 일컫는 말이다.

이처럼 몸속에서 일어나는 여러 가지 과정과 물질의 변화 등에 주목해서, 영양을 향상시키고 대사를 정상으로 조절하는 것이 '영양·대사요법'이다.

식사요법은 식품을 엄격히 선택하기 때문에 식품 이름이나 식단이 중요하다는 인상을 준다. 하지만 영양·대사요법은 식품을 섭취한 뒤에 일어나는 '몸속의 변화(개선)'를 중요하게 생각한다.

나는 '몸속의 변화'를 목표로 하고 있다. 무엇을 어떻게 먹는지는 '수단'이며, 목적은 영양을 향상시키고 대사를 조절해 암을 줄이거나 없애는 면역력을 높이는 것이다. 이 때문에 정식 명칭을 '영양·대사요법'으로 정한 것이다.

이 책에서는 이후로도 계속 '암 식사요법'이라는 말을 사용하겠지만, 이 책의 진정한 의미와 목적은 '영양·대사요법'이라는 점을 잊지 말기 바란다.

또 한 가지 말하고 싶은 것은 현대 영양학에서 말하는 '영양'은 좀 더 기본적인 의미의 '영양'과는 다르다는 점이다. 예를 들어 현재 많은 의료기관에서 도입하고 있는 식사 지도법 중에 'NST'라는 시스템이 있다. 'NST'는 '영양 서포트 팀(Nutrition Support Team)'의 약자로, 의사와 간호사, 영양사, 약제사 등이 팀을 이루어 환자의 영양 상태를 관리하고 더 좋은 상태로 유지할 수 있게 하는 시스템이다. 즉 현대 영양학에서 말하는 '영양 상태'를 좋게 하고 증세가 호전되도록 돕거나 치료 효과를 높이는 것이 목적으로, 많은 병이나 증상에 효과가 있다고 한다.

그러나 이것은 내가 지도하고 있는 암 식사요법과는 상당히 다르다. 현대 영양학에서는 3대 영양소인 당질(탄수화물), 지방, 단백질까지 포함해서 모든 영양소를 골고루 섭취하라고 한다. 예를 들어 암 환자는 살이 빠지는 경우가 많으므로, 현대 영양학에 따르면 3대 영양소를 더 많이 섭취해서 체중을 늘려야 한다.

하지만 이것은 암을 치료하는 관점에서 보면 완전히 거꾸로 된 발상으로, 오히려 증상을 악화시킬 수 있다. 특히 지금까지 설명해온 대로 동물성 지방이나 동물성 단백질은 암을 발생시키고 악화시키므로 암 환자는 철저히 멀리해야 한다.

반대로 현대 영양학에서는 암을 줄이고 없애는 데 필요한 항산화물질이나 효소는 전혀 고려하지 않는다. 암 식사요법에서는 채소나 과일 같은 식물성 식품의 비타민이나 미네랄뿐 아니라, 항산화물질이나 효소를 활성도가 높은 상태(되도록 신선한 것을 익히지 않고 그대로)로 섭취하는 것을 중요하게 생각한다.

이러한 차이가 있기 때문에 이 책에서 말하는 '암 식사요법'과 '현대 영양학의 식사요법'은 확실히 구분해서 생각해야 한다.

말기암이라도
포기하지 마라

마지막으로 일반적인 암의 단계별 치료법과 각 시기별 식사요법의 의미를 정리하고자 한다. 이것은 어디까지나 '기준'일 뿐이므로 실제로는 경우마다 다르지만 그래도 참고가 될 것이다.

소화기암의 진행 단계는 보통 0~4기로 나뉜다.

0기는 암이 점막 안에 머물러 있는 시기다.

1기는 암이 소화관 내벽에 있지만, 주변의 림프절로 전이되지 않은 상태다.

0~1기를 일반적으로 '조기암'이라고 하며, 수술로 암을 완전히 제거하는 것이 가능하다. 그중에서도 0기나 1기 초기는 내시경 치료나 방사선 치료만으로도 나을 수 있다. 그러나 앞에서도 설명했듯이 암이란 병은 완치되었어도 암이 발생하기 전과 같은 식생활을 계속하면 다

암의 단계별 5년 생존율

암의 진행 정도 암의 종류	1기 장기에 국한해서 발병	2기 주변 림프절로 전이	3기 주변 장기로 전이	4기 떨어져 있는 장기로 전이
위암	88.6	41.3	9.2	1.3
결장암	93.4	63.3	34.1	5.8
직장암	86.9	53.7	31.5	5.2
간암	24.4	4.3	5.6	3.9
폐암	52.0	14.8	8.3	2.1
유방암	96.0	76.5	64.0	18.7
자궁암	91.2	54.1	46.7	13.1

* 자료 : 오사카부 암 등록(1993~1995)

시 생길 위험이 있다. 조기에 발견한 것을 식생활을 바꿀 기회라고 생각하고, 암을 예방하는 식생활을 시작해보자.

2기는 암이 주변의 가까운 림프절로 전이된 상태다.

3기는 암이 장관 벽에 깊게 침윤(암이 정상조직에 침투해서 퍼지는 것)되고 멀리 있는 림프절까지 전이된 상태다.

흔히 2~3기를 '진행암'이라고 하는데, 이때는 상황에 맞춰 수술이나 항암제, 방사선 요법, 그 외의 다른 치료를 진행한다. 림프절로 암이 전이했다는 것은 수술로 눈에 보이는 암 덩어리를 제거해도, 눈에 보이지 않는 암세포가 다른 부위로 번졌거나 곧 번질 위험이 있다는 뜻이다.

이 때문에 항암제나 방사선 요법을 실시하는데, 이때 식사요법을 병행하면 암이 생길 수밖에 없는 구조(대사)를 개선할 수 있다. 그러면 치료 효과를 더욱 높여서 암이 전이하거나 재발하는 것을 막을 수 있다.

4기에는 간이나 폐 등 소화기 외의 다른 장기로 암이 전이해 종양(암세포가 모인 것)을 완전히 적출하는 것이 불가능하다. 이렇게 되면 수술도 부분적으로 할 수밖에 없고 방사선이나 항암제도 충분한 효과를 기대하기 어려우므로, 식사요법에 의지할 수밖에 없다. 그러나 식사요법을 철저히 지키면 60~70퍼센트는 개선될 수 있다. 결코 포기해서는 안 된다.

4기 중에서도 암이 상당히 진행된 상태를 '말기암'이라고 한다. 나는 몇 개월밖에 살지 못한다고 진단받은 말기암 환자가 식사요법으로 회복해서 건강하게 생활하는 모습을 몇 번이나 보았다. 부디 긍정적인 마음으로 희망을 갖고 식사요법을 시작해주기 바란다.

그러면 다음 장에서는 암 식사요법의 구체적인 방법을 알아보기로 하자.

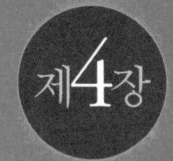

지금 있는
암이 사라지는 식사

반년에서 1년이 중요하다

'식사요법'이라고 하면 보통 '섭취 열량은 몇 킬로칼로리', '단백질은 몇 그램 섭취', '지방은 몇 그램 이하'처럼 숫자로 지도하는 것이라고 생각하기 쉽다. 그러나 내가 지도하는 '암 식사요법'은 이것과는 상당히 다르다.

즉 영양소별로 어떻게 섭취하는지를 숫자로 자세하게 지시하는 것이 아니라, 식생활의 기본 방침을 알려주고 그 범위 내에서 식사하도록 지도한다. 따라서 칼로리 계산을 철저하게 하거나 식품의 양을 일일이 측정해서 요리하는 번거로움이 없다.

하지만 지금까지 여러 차례 이야기했듯이 염분이나 동물성 지방, 동물성 단백질 등은 엄격하게 제한한다. 반면 채소나 과일, 특히 생채소는 주스나 샐러드로 최대한 많이 섭취하도록 한다. 이 때문에 그전까지 채소나 과일은 적게 먹고 육식 위주로 식사를 하던 사람일수록 식생활에 엄청난 변화를 겪게 된다.

　이러한 변화는 상당히 견디기 힘든 일이다. 물론 독하게 마음을 먹고 잘 따라가는 사람도 있지만, "먹고 싶은 것도 마음대로 못 먹다니, 무슨 낙으로 사나?" 하고 좌절하는 사람도 적지 않다. 하지만 그렇게 낙담할 필요 없다. 평생 동안 식사 제한을 철저하게 지켜나가라는 말이 아니다. 기간을 정해서 해도 된다.

　나는 식사 제한으로 힘들어 하는 환자들에게 이렇게 격려한다.

　"반년이나 1년, 아니 100일도 좋습니다. 조금만 힘을 내봅시다. 그 다음은 조절해 나가면 되니까요. 그때는 고기도 먹을 수 있습니다."

　도저히 해내지 못할 것 같아도 기간을 정해놓고 하면 한번 도전해보자는 마음이 생긴다. 적어도 반년, 가능하면 1년간 철저히 식사 지침을 지켜보자. 체질이 몰라보게 개선될 뿐만 아니라 1장에서 소개한 것처럼 검사 결과도 호전되는 경우가 많으므로, 상태를 보면서 식사 제한을 서서히 완화시킬 수 있다.

　물론 완화시키는 것일 뿐 완전히 원래대로 돌아가는 것은 아니지만, 적어도 '먹는 즐거움'은 다시 찾을 수 있다. 체질이 개선되면서 전에는 그렇게 즐기던 기름기 많은 음식이 끌리지 않거나, 거의 손이 안 가던 채소가 맛있게 느껴지는 등 입맛이 변하기도 한다. 그러면 식품이 원래 가지고 있던 참맛을 제대로 느낄 수 있다.

　암 식사요법은 반년에서 1년이 중요하다. 적어도 이 기간만큼은 최선을 다해 노력하기 바란다.

염분이 없어도 얼마든지 맛을 낼 수 있다

━━ 내가 지도하는 암 식사요법의 기본 원칙은 여덟 가지다. 각 항목에 대해 자세히 살펴보기로 하자.

첫 번째는 염분 제한이다. '하루에 몇 그램 이하'라는 기준은 없고, 염분의 양을 '제로'에 가깝게 하는 것이 원칙이다. 2장에서 설명한 대로 염분을 많이 섭취하면 암에 걸리거나 악화될 위험이 몇 배나 높아지기 때문이다.

염분을 전혀 섭취하지 않으면 오히려 몸에 나쁠 것이라고 걱정하는 사람도 있을 것이다. 어느 정도는 맞는 말이다. 우리는 염분(염화나트륨)으로 우리 몸에 꼭 필요한 미네랄, 즉 나트륨을 섭취하고 있다. 그런데 이 나트륨의 섭취량이 제로가 된다면 우리 몸은 위험해진다.

그러나 보통 우리 몸에 필요한 나트륨은 자연식품, 특히 해조류나 어패류 같은 해산물에 충분히 함유되어 있다. 식빵에도 100그램 중에

암 식사요법의 기본 원칙

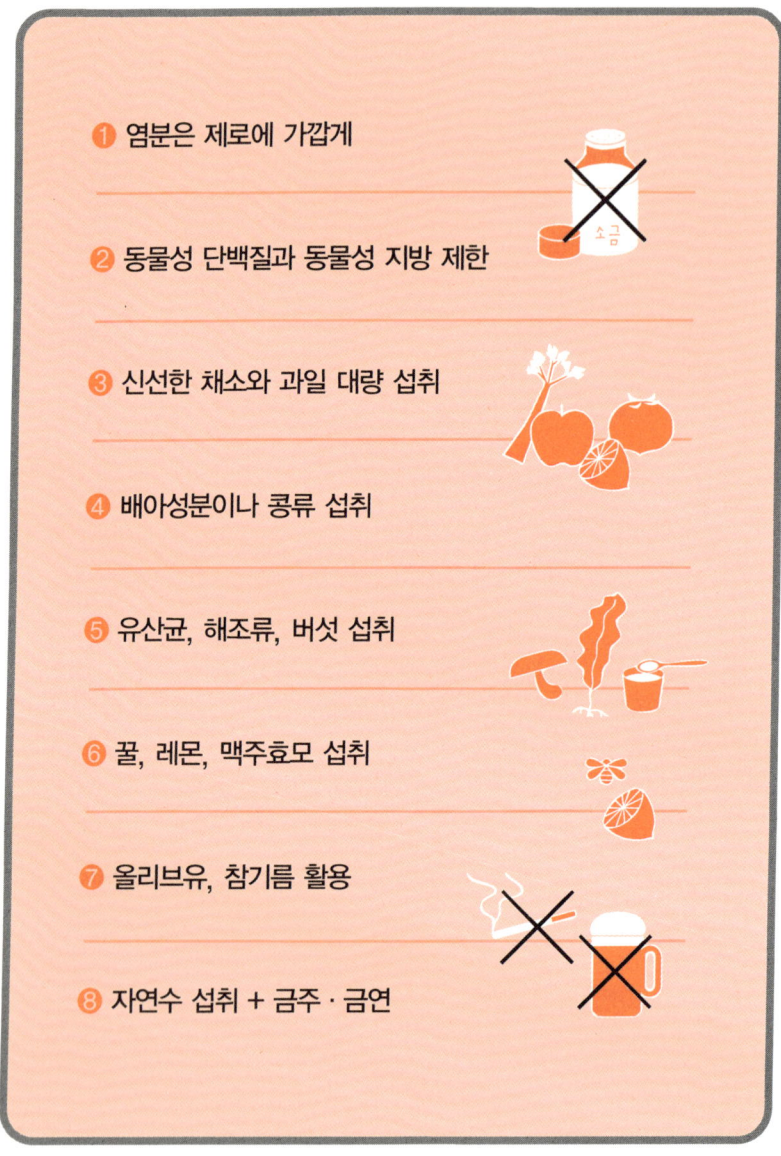

① 염분은 제로에 가깝게

② 동물성 단백질과 동물성 지방 제한

③ 신선한 채소와 과일 대량 섭취

④ 배아성분이나 콩류 섭취

⑤ 유산균, 해조류, 버섯 섭취

⑥ 꿀, 레몬, 맥주효모 섭취

⑦ 올리브유, 참기름 활용

⑧ 자연수 섭취 + 금주·금연

나트륨이 1그램 들어 있다. 격렬한 운동이나 노동으로 땀을 많이 흘렸다면 모를까, 그렇지 않다면 식품에 함유되어 있는 나트륨 외에 따로 염분을 섭취할 필요가 없다. 즉 조미료용 염분은 거의 사용하지 않아도 된다는 말이다. 이것은 암에 걸린 사람에게만 해당되는 것이 아니다. 염분은 적게 섭취할수록 우리 몸에 좋다.

하지만 어쩔 수 없이 염분이 필요할 때가 있다. 이럴 때는 염분의 양을 절반으로 줄인(저염) 소금이나 간장을 아주 조금 사용한다. 무침이나 회에 사용할 때는 저염 간장을 식초나 레몬즙으로 희석해서 사용하면 좋다.

50세가 되었을 때 나 역시 염분을 줄이기로 결정하고 지금까지 이 방법을 써오고 있다. 외과의사에게 특히 중요한 시력을 보호해서 앞으로도 무리 없이 수술하기 위해서다.

백내장(수정체가 뿌옇게 흐려져 시력이 떨어지는 병)에 걸리면, 건강한 눈에 비해 각막에 있는 세포 속의 칼륨이 9분의 1로 줄고, 나트륨은 2.5배 늘어난다고 한다. 따라서 백내장 같은 눈의 노화 현상을 예방하려면 채소 등으로 칼륨을 충분히 섭취하면서 동시에 염분을 제한해야 한다.

나는 나만을 위한 간장을 준비해서 항상 가지고 다닌다. 저염 간장을 같은 양의 식초로 희석한 것인데, 보통 간장에 비해 염분의 양이 4분의 1밖에 안 된다. 그것도 아주 적은 양만 사용하기 때문에 염분을 거의 섭취하지 않는다고 할 수 있다. 그러나 식초를 곁들인 덕분에 충

염분을 줄이는 여러 가지 방법

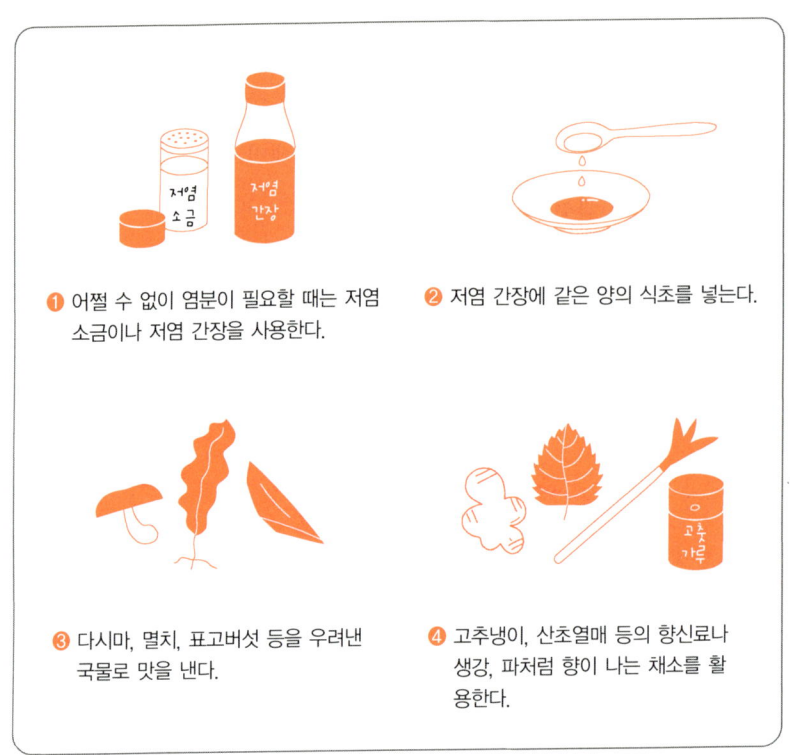

❶ 어쩔 수 없이 염분이 필요할 때는 저염 소금이나 저염 간장을 사용한다.

❷ 저염 간장에 같은 양의 식초를 넣는다.

❸ 다시마, 멸치, 표고버섯 등을 우려낸 국물로 맛을 낸다.

❹ 고추냉이, 산초열매 등의 향신료나 생강, 파처럼 향이 나는 채소를 활용한다.

분히 맛을 음미할 수 있다.

이렇게 나만의 간장을 활용해서 염분을 거의 섭취하지 않는 식생활을 한 덕분에, 나는 63세가 된 지금도 돋보기 없이 신문을 읽고 시력도 양쪽 모두 1.0을 유지하고 있다. 염분을 제한해야 하는 암 환자들에게 꼭 권하고 싶은 방법이다.

식초 외에도 다시마, 멸치 등을 우려낸 국물로 맛을 내거나 고추냉이나 산초열매 같은 향신료나 생강이나 파처럼 향이 나는 채소를 활용하면, 아주 적은 양의 염분으로도 음식의 맛을 즐길 수 있다.

절임이나 젓갈 종류는 물론 어묵이나 햄, 소시지 등에도 염분이 많이 함유되어 있으므로 이러한 가공식품은 섭취하지 않는다. 식재료는 원칙적으로 신선한 것(채소는 생채소로)을 사용한다.

적어도 반년은 쇠고기와 돼지고기를 절대 먹지 않는다

　　두 번째 기본 원칙은 '동물성 단백질과 동물성 지방 제한'이다.

앞에서도 설명했지만 동물성, 특히 네 발로 걷는 동물(소나 돼지)의 단백질과 지방을 지나치게 섭취하면 암이 쉽게 유발되고 악화된다.

흔히 동물성 단백질은 동물성 지방보다 위험하지 않다고 생각하지만, 앞에서 이야기한 《중국 연구》의 저자 콜린 캠벨 교수는 "동물성 단백질(네 발로 걷는 동물의 단백질)은 모든 식품 중에서도 발암 성질이 가장 강하다"고 주장했다. 육류를 매일 먹으면 대장암의 발생률이 2.5배 높아진다는 연구 결과도 있다.

따라서 나는 암 환자들에게 식생활을 지도할 때, 적어도 체질이 어느 정도 개선될 때까지 쇠고기와 돼지고기는 완전히 금지하고, 닭고기나 생선도 최대한 제한한다. '체질이 어느 정도 개선될 때까지'란 적어도 반년, 가능하면 1년 정도 엄격히 식사 제한을 해야 한다는 뜻이다. 그동안 쇠고기나 돼지고기는 지방이 많은 부위뿐 아니라 붉은 살까지 포함해서 절대 먹지 않도록 한다.

이 기간에는 닭고기나 생선도 되도록 피한다. 그러나 닭고기의 부위나 생선 종류를 선택해서 일주일에 한 번쯤 평소 먹던 양의 절반 정도 먹는 것은 괜찮다. 닭고기는 껍질을 벗겨서 먹고 지방이 거의 없는 가슴살 부위가 좋다.

생선을 먹을 때는 참치나 가다랑어 같은 붉은 살 생선은 피한다. 참치나 가다랑어의 살이 붉은 것은 철을 함유하고 있는 헤모글로빈과 미오글로빈 성분 때문이다. 붉은 살 생선은 건강한 사람이 먹으면 철분을 보충할 수 있기 때문에 좋지만, 그만큼 산화도 빨리 일어나서 민감한 시기에 있는 암 환자는 먹지 않는 것이 좋다.

수술로도 절제할 수 없었던 식도암이 식사요법을 시작한 지 두 달만에 크기가 75퍼센트나 줄어든 환자(60대 남성)가 있었다. 경과가 무척 좋았기에 이른 봄부터 집에서 요양을 하기 시작했는데, 이듬해 설에 명절 분위기를 느끼느라 평소에 좋아하던 참치 뱃살을 먹고 술까지 마시면서 결국 식사요법을 중단해버렸다. 그 결과 암이 재발해 안타깝게도 넉 달 후에 세상을 떠났다. 이 일로 나는 식사요법이 얼마나 중요한지를 다시 한 번 깨달았다.

붉은 살 생선은 민감한 시기에 있는 환자에게는 위험한 식품이다. 따라서 참치나 가다랑어는 쇠고기나 돼지고기와 거의 같다고 생각하고 적어도 반년은 금식한 후에 조금씩 먹도록 하자.

먹어도 큰 문제가 없는 생선은 광어, 가자미, 연어 등 차가운 물에 사는 생선이다. 연어는 원래 흰 살 생선에 속하지만 산란기가 되면 붉은색을 띠는데, 이것은 아스타잔틴(astaxanthin, 아스타크산틴이라고도 함)이라는 항산화물질로 참치의 붉은 살을 만드는 성분과는 달리 항암 효과가 있다.

한편 고등어, 전갱이, 꽁치, 정어리 같은 등 푸른 생선은 현대인에게 부족하기 쉬운 오메가 3 지방산인 EPA와 DHA를 섭취할 수 있어 좋지만, 검붉은 살에는 헤모글로빈이나 미오글로빈이 많이 함유되어 있기 때문에 신선할 때 조금씩만 먹도록 한다. 이 외에 오징어, 문어, 게, 굴은 적은 양이라면 먹어도 괜찮다.

어패류의 내장은 타우린이나 여러 가지 효소와 대사물질을 함유하고 있기 때문에 불똥꼴뚜기나 뱅어, 미꾸라지처럼 크기가 작은 것은 통째로 먹는 것이 좋다. 하지만 소금에 절이거나 말린 것은 염분 함량이 높으므로 조금만 먹는다.

달걀은 신선하고 품질이 좋은 것을 하루에 한 알씩 먹는다

━━ 달걀은 넓은 의미로 동물성 식품에 포함되지만, 신선하고 품질이 좋은 것을 골라 하루에 한 번 정도는 먹어도 괜찮다.

달걀은 몸에 나쁜 콜레스테롤(LDL 콜레스테롤)이 많고 알레르기를 일으킨다는 이유로 푸대접하는 사람들이 많지만, 사실은 영양소가 골고루 들어 있는 뛰어난 건강식품이다. 따라서 적당한 양을 섭취하면 별 문제 없다.

그 대신 품질에는 반드시 신경 써야 한다. 좁은 닭장에서 키운 것이 아니라, 방목을 하고 곡류와 조개껍데기를 먹여서 건강하게 키운 닭이 낳은 알이 좋다. 달걀 알레르기는 많은 경우 닭에게 모이로 주는 생선 가루 속의 산화지방 때문이라고 한다. 이러한 닭이 낳은 알은 산화 성분을 함유하고 있으므로 암 환자에게는 좋지 않다.

요즘에는 제품을 누가 생산하고 가공하거나 유통했는지 그 경로를 쉽게 알 수 있다. 그중에서도 달걀은 이러한 시스템이 잘되어 있는 편인데, 포장용기에 쓰인 생산자나 판매업자의 정보를 찾아보고 품질이 좋은 것을 선택할 수 있다. 건강하게 자란 닭이 낳은 알은 아무래도 비쌀 수밖에 없지만, 몸을 생각해서 기꺼이 지갑을 열어도 좋을 것이다.

하지만 아무리 품질이 좋아도 달걀에 콜레스테롤이 많은 것은 틀림없는 사실이므로, 하루에 한 알 정도만 먹는 것이 좋다.

암 식사요법의 핵심은
대량의 채소·과일주스

━━ 암 식사요법의 세 번째 원칙은 과일과 채소를 대량 섭취하는 것이다. 이중 대부분은 '신선한 주스'로 섭취한다.

암 식사요법에서 채소와 과일을 대량 섭취하는 이유는 세 가지다. 첫째는 2장에서 이야기했듯이 암을 개선하려면 염분을 억제하면서 동시에 칼륨을 섭취해야 하는데, 칼륨은 신선한 채소와 과일에 풍부하게 들어 있다. 따라서 이것을 매일 듬뿍 먹는 것이 좋다.

두 번째 이유는 채소와 과일에는 폴리페놀이나 플라보노이드, 카로티노이드, 비타민 C, 클로로필, 엽산, 유황화합물 등의 항산화물질(암의 원인이 되는 활성산소를 제거하는 물질)이 풍부하게 들어 있기 때문이다. 이 물질을 피토케미컬이라고도 부르는데, 요즘에는 암뿐만 아니라 생활습관병의 예방과 치료에도 중요한 요소로 주목받고 있다. 채소와 과일은 이러한 피토케미컬과 항산화물질을 보충하기 위해서도 충분히 섭취해야 한다.

세 번째 이유는 채소와 과일에는 여러 가지 효소가 들어 있는데, 특히 신선한 상태에서는 효소의 활성이 아주 높기 때문이다. 이들 효소도 몸을 건강하게 하고 소화력이나 면역력을 높이는 데 도움이 된다.

그런데 효소나 비타민 C는 열을 가하면 대부분 파괴되므로 되도록 생으로 섭취하는 것이 좋다. 하지만 채소를 그냥 씹어 먹기란 쉬운 일이 아니기 때문에 보통은 주스로 먹는다.

대량의 채소와 과일을 그대로 짜서 주스로 먹는 것은 암 식사요법의 핵심이다. 호시노식 거슨요법을 개발한 호시노 선생은 "채소주스를 듬뿍 마시는 것은 항암제 효과와 맞먹는다"고 말했을 정도다.

암을 억제하고 암이 발생하는 체질을 개선하기 위해서는 어중간한 양으로는 안 되고, 100퍼센트 주스로 하루 1.5~2리터 정도는 마셔야 한다. 이중에서 절반이나 일부는 주스가 아니라 다른 형태로 섭취해도 좋다. 즉 적어도 1리터는 주스로 마신다. 그리고 주스는 미리 만들어 두지 말고 그때그때 짜서 바로 마신다.

나는 입원환자의 식단에 하루 35그램의 채소 요리를 포함시키며, 희망자에 한해서 채소·과일주스를 500~1,000밀리리터 제공한다. 채소는 생으로 먹는 것이 가장 좋기 때문에 주스 외에도 샐러드로 먹거나 뿌리채소는 갈아서 먹는다. 하지만 일부는 삶거나 수프로 만들어 먹어도 괜찮다.

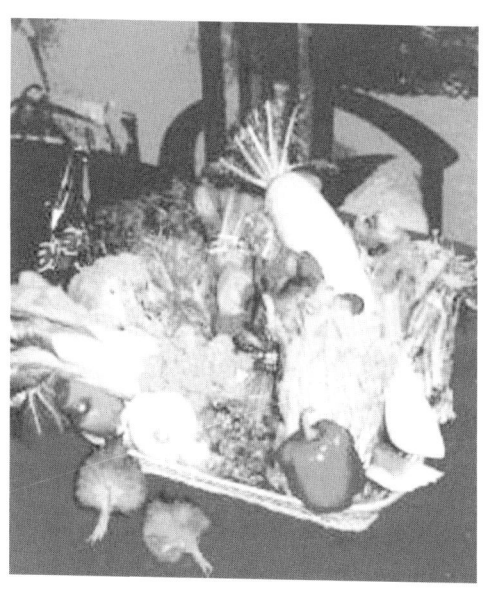
채소와 과일을 대량 섭취하는 것은 식사요법의 핵심이다.

채소와 과일은 무농약이나 저농약으로 고른다. 아무리 몸에 좋은 성분을 듬뿍 가지고 있다고 해도 농약을 사용했다면 오히려 몸에 해로울 뿐이다. 무농약이나 저농약으로 재배한 것은 가격이 꽤 비싸지만 건강을 생각해서 현명한 선택을 하기 바란다. 그리고 되도록 제철에 나오는 것을 두루두루 먹는다. 예를 들어 채소라면 양배추·양상추·셀러리·파슬리·시금치·소송채·배추·청경채 등의 잎채소, 토마토·오이·피망·브로콜리처럼 열매나 꽃 부분을 먹는 채소, 당근·우엉·순무·양파 같은 뿌리채소 등 뭐든지 좋다.

과일은 레몬이나 귤·그레이프푸르트 등의 감귤류, 사과, 키위, 바나나, 그리고 계절에 따라 딸기, 감, 포도, 수박, 메론 등 자신이 좋아하고 쉽게 구할 수 있는 것이라면 얼마든지 먹어도 좋다. 이중에서 레몬은 구연산(시트르산)이 풍부하게 함유되어 있어 암 식사요법에서는 특히 중요한 식품이다. 하루에 2개는 반드시 먹도록 하자.

먹는 방법은 그대로 먹거나 과일만으로 또는 과일과 채소를 섞어서 주스로 만드는 등 여러 가지가 있다. 자신에게 맞는 배합을 개발하는 것도 좋을 것이다.

암 환자에게 특히 추천하고 싶은 것은 항산화물질과 비타민류가 많은 푸른 잎 채소(무 잎, 시금치, 소송채, 쑥갓 등)주스나 당근주스다. 여기에 사과나 감귤류를 섞어 마시면 맛도 한결 좋다.

주스를 만들 때는 믹서보다 주서를 사용한다. 믹서로 분쇄하면 주서로 짤 때보다 우리 몸에 유익한 성분들이 쉽게 파괴되기 때문이다. 주서 중에서도 자르지 않고 짜는 압착식 주서를 추천한다.

나는 감귤류 전용으로 압착식 주서를 쓰고 있는데 상당히 편리해서 하루도 빠짐없이 애용하고 있다. 매일 아침 이 주서로 그레이프푸르트와 레몬을 각각 2개씩 짜서 꿀 2큰술을 섞어 마신다.

이처럼 다양한 방법으로 대량의 채소와 과일을 섭취한다. 예를 들어

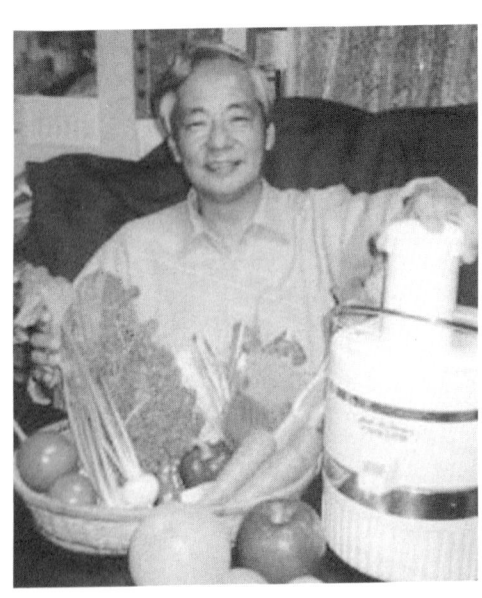

대형 주서를 사용하는 저자.

아침에는 아침식사 대신 푸른 잎 채소와 과일주스를 듬뿍 마시고, 점심에는 채소 샐러드와 과일을 곁들이며, 저녁에는 당근주스와 채소를 갈아 먹는 등 일정한 형식을 정하면 습관을 들이기가 훨씬 쉽다.

주식은 현미나
통밀빵으로

암 식사요법의 네 번째 원칙은 '배아 성분이나 콩류 섭취'다.

'배아성분'을 섭취하라는 것은 현미나 통밀가루로 만든 빵 등을 먹고 곡물의 배아, 즉 씨눈을 섭취하라는 뜻이다. 쌀이나 보리의 씨눈에는 식물이 싹이 트고 자라는 데 필요한 영양소와 효소가 듬뿍 들어 있다. 즉 현대인의 식생활에서 부족하기 쉬운 비타민 B_1을 비롯한 비타민 B군과 비타민 E, 항산화물질의 한 종류인 리그난과 피트산, 장내 환경을 좋게 하는 식이섬유 등이다. 이 성분들은 모두 암 증상과 암 체질을 개선하는 데 효과가 있다.

그런데 일부러 이것을 없애고 먹다니 너무나 아까운 일이다. 배아 부분을 제거한 정백미나 정백 밀가루로 만든 밥이나 빵은 맛은 좋을지 몰라도, 성분을 살펴보면 그야말로 속이 텅 빈 쭉정이와 다를 바 없다.

현미와 정백미의 차이점

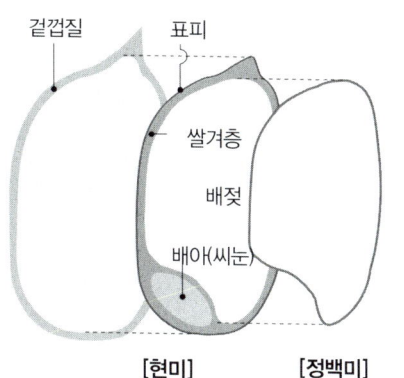

[현미]
벼의 겉껍질만 제거한 것

[정백미]
현미에서 쌀겨층과 씨눈을 제거한 것

현미의 성분을 100으로 했을 때 정백미의 성분 비교

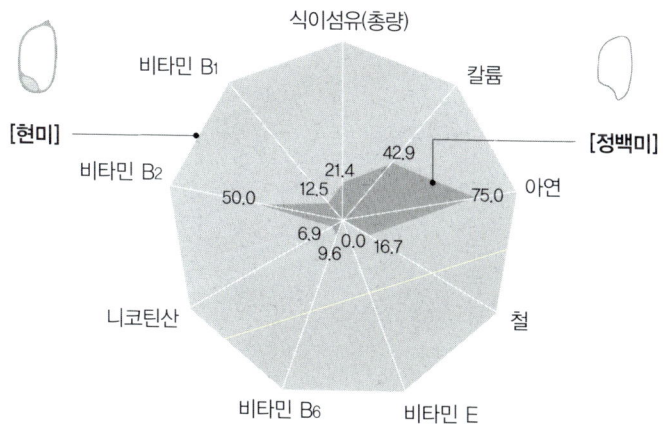

부디 맛으로만 식품을 평가하지 말고 건강을 생각해서 배아를 통째로 살린 현미나 통밀빵을 먹자.

현미가 도저히 입맛에 맞지 않거나 소화력이나 흡수력이 약한 사람은 배아미를 먹는 것도 좋다. 현미는 벼의 겉껍질만 벗겨내고 쌀겨층과 씨눈(배아)은 남아 있는 쌀인데, 여기서 쌀겨층까지 벗겨내고 씨눈만 남긴 것이 배아미다. 배아미는 우리 몸에 유익한 성분이 함유된 쌀겨층을 제거한 것이다. 영양 가치는 현미보다 떨어지지만, 그래도 씨눈이 상당 부분 남아 있기 때문에 영양을 충분히 섭취할 수 있다.

최근에는 현미에 싹을 틔운 발아현미도 인기를 끌고 있다. 발아현미는 싹이 틀 때 활성화하는 효소가 많이 함유되어 있고 현미보다 부드러워 먹기 좋다는 장점이 있다.

하지만 현미나 배아미, 발아현미를 먹을 때 주의할 점이 있다. 바로 농약 문제다. 곡식은 재배할 때 사용한 농약이 주로 배아 부분에 축적된다. 따라서 현미나 배아미를 먹을 때는 흰쌀보다 더 주의해서 저농약으로 재배한 것을 고른다. 통밀가루의 경우도 마찬가지다.

그렇다고 주식을 꼭 쌀 종류로 먹을 필요는 없다. 주식 대용으로 추천하고 싶은 것은 감자, 고구마, 마, 토란 등의 감자류다. 감자류는 식이섬유가 풍부하고 적은 양이기는 하지만 여러 종류의 비타민과 미네랄이 함유되어 있다. 암 식이요법에도 충분히 활용할 수 있는 식품이므로, 다른 채소나 과일과 마찬가지로 저농약이나 무농약으로 재배한 것을 고르자.

이소플라본이 풍부해
암을 억제하는 콩과 콩제품

━━ 채소, 과일, 곡류에 이어서 암 식사 요법의 핵심이 되는 것은 콩이다.

콩에는 폴리페놀의 일종인 이소플라본이 풍부하게 함유되어 있다. 교토 대학교 명예교수인 야모리 유키오 선생은 콩이나 콩제품(두부, 두유, 낫토 등)을 먹고 혈중에 이소플라본이 늘어나면 유방암이나 전립선암이 억제된다는 사실을 밝혀냈다.

유방암이나 전립선암은 성호르몬의 영향을 받아 증식되는 '호르몬 의존성' 암이다. 유방암세포가 증식하려면 여성 호르몬인 에스트로겐이, 전립선암세포가 증식하려면 남성 호르몬인 안드로겐이 필요하며, 반대로 이 호르몬이 적을수록 암세포는 증식하기 어렵다.

그런데 이소플라본은 '식물성 에스트로겐'이라고 불릴 정도로 여성 호르몬과 구조가 비슷하다. 또 에스트로겐과 안드로겐은 구조가 상당

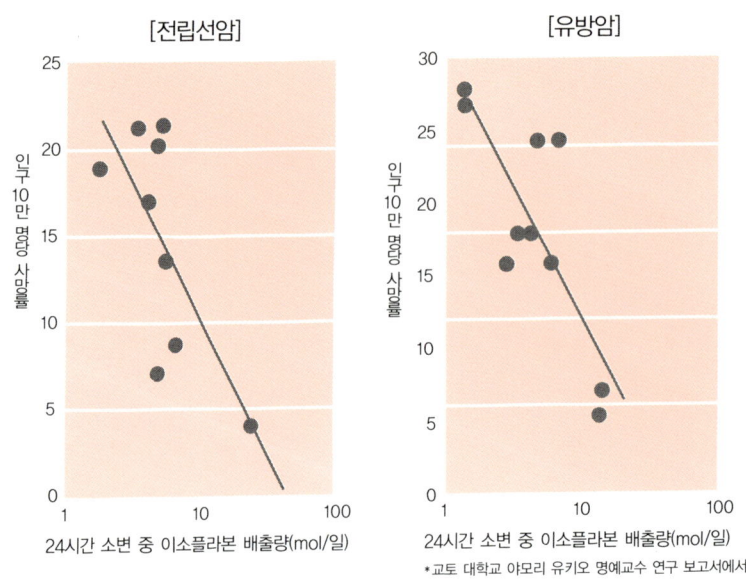

히 비슷하기 때문에 이소플라본은 남성 호르몬과도 꼭 닮았다.

유방암이나 전립선암이 증식할 때는 암세포가 가지고 있는 성호르몬 수용기(콘센트 같은 부분)에 에스트로겐이나 안드로겐이 결합한다. 그러나 성호르몬과 구조가 비슷한 이소플라본이 풍부하면 이들이 암세포의 수용기를 가로채기 때문에 에스트로겐과 안드로겐은 암세포와 결합할 수 없게 된다.

이소플라본이 유방암과 전립선암을 억제하는 효과가 있는 것은 이러한 메커니즘 때문이다. 연구 결과에 따르면 두부를 하루에 한 모씩 (또는 같은 양의 낫토나 두유) 꾸준히 먹으면 이러한 암을 80퍼센트 정도 억제할 수 있다고 한다.

　콩은 특히 유방암이나 전립선암과 깊은 관계가 있지만, 이소플라본은 모든 암을 억제하는 효과가 있는 항산화물질이다. 콩에는 비타민 B군, 비타민 E, 식이섬유도 풍부하게 들어 있다. 또한 콩이나 콩제품은 암 식이요법에서 철저하게 제한하는 동물성 단백질을 대신해 식물성 단백질을 공급한다. 단백질은 우리 몸을 구성하는 재료가 되기 때문에 어떤 식으로든 섭취해야 한다. 따라서 콩이나 콩제품은 모든 암 식사요법에 적극적으로 포함시키는 것이 좋다.

　두부나 두유, 낫토, 청국장 등의 콩제품은 적어도 하루에 한 종류는 먹는 것이 좋으며, 특히 유방암이나 전립선암 환자는 충분한 양을 섭취할 것을 권한다.

시리얼을 활용해서 수술이 불가능한 전립선암을 치료했다

2002년 가을 텍사스 대학교의 제임스 톰슨 교수로부터 한 통의 메일을 받았다. 톰슨 교수는 미국 유학 당시 나의 지도교수였다. 메일에는 자신이 "전립선암 4기로, 수술도 불가능하고 앞으로 반년 정도밖에 살지 못한다"고 쓰여 있었다. 절제 수술을 할 수 없는 것은 이미 암이 림프절로 전이됐기 때문인데, 4센티미터 크기의 전이암이 대동맥 주변에서 몇 군데나 발견되었다고 했다.

그때는 아직 지금과 같은 식사요법을 확립하기 전이라 식사요법을 연구하면서 알게 된 고다 미쓰오 선생에게 도움을 청했다. 고다 선생은 즉시 식사 처방전을 팩스로 보내주었다.

처방전의 내용은 아침은 굶고, 점심과 저녁은 잎채소(시금치, 양배추, 소송채 등 다섯 종류 이상)를 짜서 여기에 레몬즙을 섞은 것, 뿌리채소(무, 당근, 참마 등) 간 것, 현미 가루, 두부 반 모, 맥주효모로 만든 영양 보조

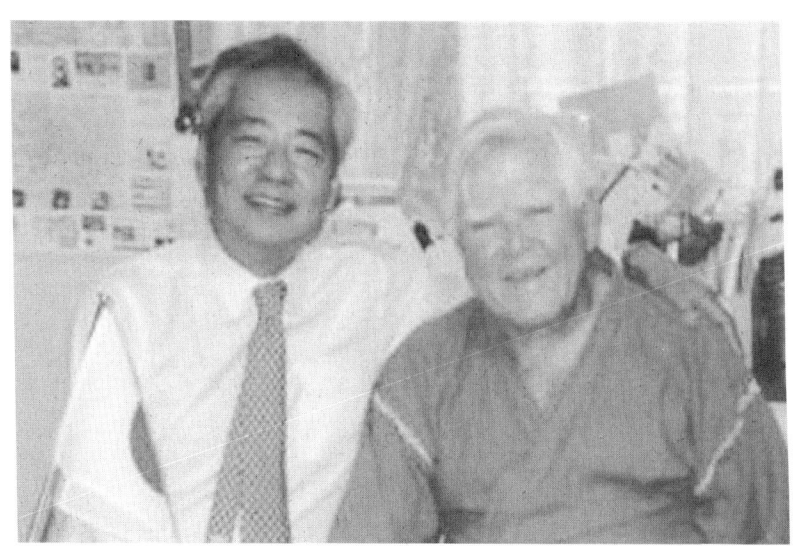

제임스 톰슨 교수(오른쪽)와 저자.

식품(자세한 내용은 143쪽 참조) 등을 먹는 것이었다.

이것을 영어로 번역해서 톰슨 교수에게 보냈더니 '도저히 무리'라는 답신이 왔다. 그러면서도 가능한 한 채식에 가까운 생활을 해볼 것이며, '아침과 점심은 과일과 시리얼, 요구르트'로 하겠다는 결심을 전해왔다. 당시 미국에서는 토마토의 리코핀(토마토의 붉은색을 내는 성분)이 전립선암에 효과가 있다는 연구 결과가 한창 화제가 되고 있었는데, 교수는 여기에 기대를 걸고 토마토를 열심히 먹고 있었다.

이렇게 식사요법을 진행하면서 한 달에 한 번 호르몬 주사를 맞았더니 반년 후에는 전립선암의 종양마커인 PSA(5 이상이면 암이 의심된다)가 162에서 3으로 뚝 떨어졌다. 그뿐만 아니라 4센티미터나 되었던 림프절의 전이암도 1센티미터로 줄어들었다.

나는 톰슨 교수로부터 기쁨으로 가득 찬 메일을 받았다.

"PSA가 정상으로 돌아왔네. 주치의는 림프절의 전이암이 4분의 1로 줄어들어 거의 나았다고 하는군. 하느님과 자네에게 감사한다네!"

그 후 교수는 6년을 더 살았다.

주식을 현미로 먹는다는 원칙을 철저하게 지켰으면 좋겠지만, 아무래도 힘들 것 같으면 톰슨 교수처럼 시리얼로 대신하는 것도 차선책이 될 수 있다.

나의 절친한 친구도 식사요법으로 PSA가 급격히 떨어진 예가 있다. 그는 스크리닝 검사(질병이 있는 사람을 선별하는 1차적인 검사)에서 PSA가 5 가까이 급상승했다. 이에 현미채식과 두부를 중심으로 식사요법을 실시했는데, 2주 만에 PSA가 2로 떨어지더니 4주 후에는 1.37, 10개월 후에는 0.89로 내려갔다. 이 정도면 걱정하지 않아도 되는 상태다.

유산균은 나쁜 균을 격퇴하는 면역 부활제

━━ 암 식사요법의 다섯 번째 원칙은 '유산균, 해조류, 버섯 섭취'다.

이 세 가지는 공통점이 있다. '면역력을 높인다'는 점이다. 때문에 이러한 식품을 천연 면역 부활제라고도 한다. 이중에서도 특히 중요한 유산균에 대해 먼저 알아보자.

인간의 장에는 300종류나 되는 장내 세균이 100조 개 이상 살고 있다고 한다. 이 장내 세균에는 우리 몸에 좋은 균(유익균)과 반대로 병을 일으키는 나쁜 균(유해균)이 있는데, 이 두 무리는 끊임없이 세력다툼을 하고 있다. 나쁜 균이 많이 번식하면, 이들이 만들어내는 독성물질이나 세균 독소 때문에 여러 가지 병이 발생하기 쉬운 환경이 되어 암(특히 대장암)도 쉽게 유발된다.

반대로 좋은 균이 많이 번식하면, 나쁜 균이 번식하는 것을 억제하고 암도 쉽게 발생하지 않는다. 외부에서 침입하는 병원균도 막아준다.

이러한 역할을 하는 대표적인 좋은 균이 바로 유산균(젖산균)이다. 유산균은 하나의 균이 아니라, 당질을 먹이로 해서 많은 양의 젖산을 만들어내는 균의 총칭이다. 잘 알려진 비피더스균을 비롯해 불가리아균, 아시도필루스균 등이 여기에 속한다.

나쁜 균은 대부분 산을 싫어해서 산성이 강한 환경에서는 제대로 번식하지 못한다. 따라서 유산균이 많이 번식할수록 장 속은 산성이 되므로, 나쁜 균이 번식하고 활동하는 것을 막을 수 있다.

최근의 연구에서는 유산균 자체를 자극해도 면역 구조에서 중요한 역할을 하는 인터페론이 많이 만들어지거나, 암을 공격하는 NK세포가 활성화된다는 사실이 확인되었다. 따라서 암을 억제하려면 되도록 유산균을 장 속에 많이 번식시켜야 한다. 이를 위해서는 다양한 유산균이 함유된 요구르트를 먹는 것이 가장 좋다.

이처럼 요구르트 등으로 좋은 균을 공급해서 나쁜 균을 억제하는 방법을 '프로바이오틱스'라고 한다. 그리고 좋은 균의 먹이가 되는 식이섬유나 올리고당을 공급해서 간접적으로 좋은 균이 번식하도록 자극하는 방법을 '프리바이오틱스'라고 한다. 올리고당은 우리 몸에서 소화, 흡수가 잘되지 않는 당질(소당류)로, 콩, 꿀, 양파 등에 많이 함유되어 있다.

암 식사요법에서는 충분한 채소와 함께 해조류, 콩, 꿀도 섭취하기 때문에 그 자체가 프리바이오틱스다. 여기에 요구르트로 프로바이오틱스까지 보완하면, 장에서는 좋은 균이 효과적으로 증가해 암을 억제하는 힘이 아주 커진다.

2장에서 설명했듯이 요구르트를 자주 먹으면 위암의 원인이 되는 헬리코박터 파일로리균을 억제하는 데도 도움이 될 것이다. 또한 요구르트에는 칼륨, 비타민 B군도 풍부해 건강과 체력을 유지하는 데도 효과가 있다.

이러한 장점 때문에 나는 암 식사요법을 지도할 때 요구르트를 반드시 권한다. 적당한 양은 매일 400~500그램이지만 이것이 힘들 경우 최소한 300그램은 먹는 것이 좋다.

양과 질에 주의하면
우유와 유제품은 건강식이다

　　　　　　　　　　　　이야기가 조금 옆길로 새지만, 요즘 들어 우유나 유제품에 대한 논란이 많다. 특히 모든 유제품의 원료가 되는 우유는 '몸에 좋다, 나쁘다'는 의견이 팽팽히 맞서 마음 놓고 마셔도 될지 주저하게 된다.

　나는 이 문제의 열쇠는 '양'과 '질'이라고 생각하고 있다. 우유는 칼슘을 비롯해 여러 가지 영양소가 풍부히 들어 있는 건강식품이지만, 유지방 또한 많이 함유되어 있어 지나치게 섭취하면 오히려 비만이나 고지혈증을 일으킬 수 있다.

　나는 점심때는 항상 요구르트 드링크를 500밀리리터씩 마시는데, 처음에는 요구르트가 아니라 우유를 마셨다. 같은 외과의사로서 존경하는 선배가 50년 동안 사과와 우유로 점심식사를 하면서 90세가 넘어도 여전히 정정한 것을 보고 나도 느끼는 바가 있어 50세 이후로는 점심으로 사과 1개와 우유 1리터를 먹기 시작했다.

그러나 우유를 마시면 항상 배가 부글부글거리면서 불안정해지는 데다, 반년 후에는 살이 4킬로그램이나 쪘다. 아무래도 계속해서는 안 될 것 같아 우유 대신 요구르트 드링크 500밀리리터로 바꾸었더니, 뱃속이 편안하고 체중도 얼마 뒤에 다시 되돌아왔다.

우유를 마시면 뱃속이 불안정해지는 것은 젖당을 분해하는 효소가 몸속에 부족하기 때문이다. 이것을 젖당불내증(유당불내증)이라고 한다. 최근 유전자 분석으로 '카프카스(코카서스) 유전자'라는 것이 발견되었는데, 이것을 가지고 있는 사람은 젖당불내증이 없다고 한다.

북유럽이나 미국에는 이 유전자를 가지고 있는 사람이 많아 엄청난 양의 우유도 아무렇지 않게 마실 수 있지만, 아시아에는 이 유전자를 가지고 있는 사람이 적어 약 80퍼센트가 젖당불내증이라고 한다.

그러나 요구르트의 젖당은 절반 정도가 분해되므로 젖당불내증인 사람도 부담 없이 먹을 수 있다. 그리고 제품에 따라 다르겠지만 요구르트는 일반적으로 우유보다 칼로리가 낮아 살이 찔 걱정은 하지 않아도 된다. 물론 앞에서 이야기했듯이 요구르트는 장 속에 좋은 균을 증가시켜 면역력을 높인다. 이것은 우유에는 없는 장점이다. 이러한 이유로 나는 식사요법에서 적정한 양의 요구르트를 권하고 있다.

한 가지 명심해야 할 것은 우유든 요구르트든 건강하게 키운 젖소에서 생산한 제품을 선택해야 한다는 점이다. 지금은 지방이 산화된 생선 가루처럼 몸에 해로운 사료를 주거나 호르몬제나 항생물질을 투여하는 경우는 거의 없겠지만, 그래도 생산자 실명제 등을 통해 믿을 만한 제품을 선택하는 것이 좋다. 특히 몸 상태가 예민한 암 환자는 반드시 믿을 만한 제품을 구매한다.

유제품과 달걀을 먹는 채식주의자라는 뜻의 '락토오보(lacto-ovo) 베지테리언'이 있을 정도로 유제품과 달걀은 다른 동물성 식품과는 확실한 차이가 나는 천연 건강식품이다. 따라서 품질이 좋은 제품을 적정량(요구르트라면 300그램 정도) 먹는다는 조건을 지키면 큰 문제가 없을 것이라고 생각한다.

버섯의 베타글루칸과 해조류의 후코이단이 면역력을 높인다

이번에는 요구르트만큼이나 뛰어난 면역 부활 효과를 가진 버섯과 해조류에 대해 알아보자.

버섯에는 '베타글루칸'이라는 면역 부활물질(면역력을 높이는 물질)이 함유되어 있다. 이것은 한때 의약품으로 인식되어 암을 치료하는 데 주사약으로 사용되었다. 나도 써보긴 했지만 안타깝게도 효과는 별로 없었고 특히 진행암에는 전혀 듣지 않았다.

그런데 최근에 와서 나노기술이 발달하면서 베타글루칸을 미립자로 만든 영양 보조식품이 개발되었는데, 이것을 먹으면 림프구가 늘어나 면역력이 높아진다는 사실이 밝혀졌다. 물론 이것과 효과는 똑같지 않겠지만, 버섯을 식단에 넣어 베타글루칸을 자주 섭취하면 면역력을 높이는 데 도움이 될 것이다.

해조류에도 면역력을 높이는 '후코이단'이라는 물질이 들어 있다.

후코이단은 우리 몸속에서 인터류킨 같은 면역물질이 잘 생성되도록 돕는다.

버섯이나 해조류에는 식이섬유도 풍부하므로 장 속에 좋은 균이 번식하도록 자극한다. 따라서 채소에 버금갈 정도로 좋은 식품이다. 가능하면 식사 때마다 듬뿍 먹는 것이 좋다.

꿀, 레몬, 맥주효모도 매일 먹는다

암 식사요법의 여섯 번째 원칙은 '꿀, 레몬, 맥주효모'를 많이 섭취하는 것이다.

꿀은 오래전부터 영양이 풍부한 식품으로 알려져 왔다. 갖가지 비타민과 미네랄, 올리고당 등과 함께 꽃가루도 많이 함유하고 있다. 꿀에 들어 있는 꽃가루는 면역력을 높이는 효과가 있다.

이러한 이유로 암 식사요법에서는 하루에 꿀을 2큰술 정도 섭취할 것을 권한다. 채소나 과일주스에 넣거나 설탕 대신 요리에 이용해도 좋다. 하지만 꿀 역시 다른 식품과 마찬가지로 품질이 좋은 것을 선택해야 한다. 요즘에는 농약을 사용해서 재배한 식물에서 채취하거나 항생물질을 섞은 수입 꿀도 유통되므로 각별한 주의가 필요하다.

가장 추천하는 꿀은 '마누카꿀'로, 뉴질랜드에서 자라는 '마누카'라는 나무의 꽃에서 생산되는 꿀이다. 뉴질랜드에서는 목초지에 농약을 사용하는 것이 금지되어 있어 꿀의 품질도 아주 우수하다.

그다음에 추천하는 식품은 레몬이다. 레몬에는 비타민 C, 구연산(시트르산), 폴리페놀, 칼륨 등 암을 억제하는 데 빠질 수 없는 중요한 성분이 풍부하게 들어 있다. 적정량은 하루에 2개 정도로, 즙을 짜서 주스에 섞거나 꿀에 타서 먹어도 좋고, 얇게 잘라 꿀에 재어놓으면 먹기도 수월할 것이다. 레몬 역시 가능하면 무농약이나 적어도 저농약으로 재배한 것을 고른다.

그 밖에 암 환자에게 추천하고 싶은 것은 맥주효모, 정확히 말하면 맥주효모로 만든 에비오스라는 알약이다. 지금까지 소개한 것은 전부 자연식품이지만, 에비오스만은 의약부외품(인체에 아주 약하게 작용하는 약품)이다.

고다요법에서 이 제품을 사용하고 있는 것을 알고 암 식사요법에도 포함시켰다. 고다요법에서 이것을 사용하는 이유가 궁금해 조사해본 결과, 암 식사요법에 이용할 수 있는 확실한 근거를 발견했기 때문이다.

효모는 식물과 동물 사이에 위치하는 생물이다. 이 때문에 동물성 단백질 같은 위험은 없고, 식물성 단백질보다 동물성 단백질에 더 가까운 만큼 아미노산이 균형 있게 존재한다.

단백질의 '질(질이 좋으면 몸속에서 쉽게 이용된다)'은 구성 성분인 아미노산의 균형으로 결정된다. 일반적으로 동물성 식품은 식물성 식품보다 아미노산이 균형 있게 함유되어 있어 몸속에서 쉽게 이용되지만,

대신 발암성이 문제가 된다.

  하지만 에비오스(맥주효모)는 식물성 단백질과 동물성 단백질의 장점만 갖고 있는 의약부외품이다. 따라서 동물성 식품을 엄격하게 제한하는 암 환자의 식사요법에 아주 적합한 식품이라 할 수 있다. 암 식사요법에서는 에비오스를 아침저녁으로 10알씩, 즉 하루에 20알씩 먹도록 권한다.

올리브유, 참기름을 활용해서
지방산을 균형 있게

━━ 암 식사요법의 일곱 번째 원칙은 '올리브유, 참기름 활용'이다. 동물성 지방의 위험성에 대해서는 앞에서 설명했지만 식물성 지방도 조심해야 할 부분이 있다.

지방은 '지방산'이라는 물질과 글리세롤로 이루어져 있는데, 지방이 우리 몸에 어떤 작용을 하는지는 지방산의 종류에 따라 크게 달라진다.

동물성 지방(특히 네 발로 걷는 동물의 지방)은 '포화지방산'을 많이 함유하고 있는데, 이 지방산은 상온에서 고체나 반고체 상태가 된다. 반면에 식물성 지방이나 생선 기름은 '불포화지방산'을 주로 함유하고 있으며, 이 지방산은 상온에서 액체 상태로 존재한다.

그리고 불포화지방산은 '이중결합'의 개수와 결합 위치에 따라 올리브유나 참기름·카놀라유·홍화씨기름 등에 많은 '단일불포화지방산', 면실유·해바라기씨 기름·옥수수기름 등에 많은 '오메가 6 다중불포화지방산', 아마인유나 들기름·생선기름에 많은 '오메가 3 다중불포화지방산'으로 크게 분류할 수 있다. 이것들은 어느 한쪽으로 기울지 않고 균형 있게 섭취하는 것이 중요하다.

그러나 현대인은 오메가 6 다중불포화지방산에 속하는 리놀산을 지나치게 많이 섭취하고 있다. 왜냐하면 기름을 사용하는 가공식품이나 외식 메뉴, 스낵과자 등에 리놀산이 다량 함유된 식물성 기름을 많이 쓰기 때문이다.

리놀산은 우리 몸에 필요한 '필수지방산'으로, 부족하면 피부 증상을 일으키지만 지나치게 섭취하면 몸에 문제가 생긴다. 최근의 연구에 따르면 오메가 6 다중불포화지방산만 극단적으로 섭취하는 식생활은 암이나 생활습관병을 유발할 수 있다고 한다.

따라서 식물성 지방 자체를 너무 많이 섭취하지 않도록 주의하면서, 오메가 6 다중불포화지방산이 많이 함유된 식물성 기름은 줄이고 되도록 오메가 3 다중불포화지방산이나 단일불포화지방산의 섭취 비율을 늘려야 한다.

특히 암 환자에게 추천하는 식물성 지방은 들기름, 아마인유, 차조기 기름 등이다. 그런데 이런 기름은 가열하면 쉽게 산화되는 단점이 있으므로, 그대로 먹을 수 있는 샐러드드레싱 등에 한정해서 사용하는 것이 좋다. 가열조리에는 쉽게 산화되지 않는 올리브유나 참기름을 쓰도록 하자.

그런데 이러한 문제와는 별개로 요즘 한창 입에 오르내리고 있는 지방산이 있다. 바로 '트랜스지방산'이다. 트랜스지방산은 자연 상태에도 소량 존재하지만, 우리가 자주 먹는 식품 속에 들어 있는 트랜스지방산은 대부분 가공하는 과정에서 발생한 것이다.

트랜스지방산은 상온에서 액체 상태인 불포화지방산을 고체나 반고체 상태로 가공할 때 수소를 첨가하는 과정에서 생성된다. 마가린, 쇼트닝(과자나 빵을 만드는 데에 주로 사용하는 반고체 상태의 기름), 스낵과자, 감자튀김, 프로세스치즈(천연 치즈를 녹여서 다른 재료를 넣고 다시 제조한 가공 치즈) 등에 많이 함유되어 있다.

트랜스지방산이 문제가 되는 것은 LDL 콜레스테롤을 증가시켜 동맥경화의 위험을 높이고, 대식세포(매크로파지)의 활성을 약하게 해 면역 기능을 떨어뜨리기 때문이다. 따라서 유럽이나 미국에서는 몇 년 전부터 트랜스지방산의 사용을 규제하기 시작했다. 한국이나 일본에서도 최근 들어 함량 표시제가 시행되고 자율 규제도 강화되고 있다.

특히 암 식사요법에서는 트랜스지방산이 많이 함유된 식품은 최대한 피하는 것이 좋다. 예를 들어 치즈는 젖당이 대부분 분해되어 있어 소화가 잘되는 유제품이지만, 가공 치즈는 트랜스지방산의 위험이 있으므로 되도록 천연 치즈를 먹는다.

자연수를 마신다

마지막으로 암 식사요법의 여덟 번째 기본 원칙인 물에 대해 이야기해보자.

수분은 대사에 아주 중요한 역할을 하며, 성인의 경우 하루에 2리터가량의 물이 몸속에서 사용되고 교체된다. 따라서 물을 어떻게 섭취하는가는 상당히 중요한 문제다.

일본은 선진국 중에서도 안전하고 깨끗한 수돗물을 자유롭게 손에 넣을 수 있는 몇 안 되는 나라다. 그래서 수돗물을 그대로 마시는 사람도 많다. 그러나 건강을 생각한다면, 특히 암 식사요법에서는 수돗물을 마시는 것은 피하는 것이 좋다. 수돗물에는 염소나 불소가 첨가되어 있어 이로 인해 몸속에 활성산소가 늘어나기 때문이다.

따라서 암 환자뿐 아니라 병을 앓고 있는 사람이나 노년층은 수돗물을 마시지 말고 되도록 자연수를 마시도록 한다. 물론 가까운 약수터 등에서 물을 쉽게 구할 수 있는 사람 외에는 생수를 구입해야겠지만, 돈이 들더라도 이것만큼은 어쩔 수 없다고 생각한다. 차선책으로는 성능 좋은 정수기로 수돗물을 여과해서 마시는 방법이 있다.

암 식사요법에서는 채소주스를 대량으로 마시기 때문에 그렇게 많은 양의 물이 필요하지는 않지만, 우리 몸이 직접 흡수하는 만큼 마실 때는 반드시 자연수나 정수기로 여과한 물을 마신다. 물론 커피나 차를 마실 때도 마찬가지다.

암 식사요법의 여덟 번째 항목에 덧붙일 것은 금주와 금연이다. 건강한 사람이라면 적당한 양의 술은 오히려 몸에 좋을 수도 있지만, 암 환자는 적어도 상태가 어느 정도 호전될 때까지 피해야 한다. 알코올이 소화기관의 벽을 헐고, 그 틈으로 유해물질이나 발암물질이 쉽게 흡수되기 때문이다. 특히 식도암과 후두암은 술이 가장 큰 요인으로 알려져 있다. 또한 술을 많이 마시면 간세포가 파괴되어 간이 제 기능을 하지 못하므로, 해독 작용이나 대사에 지장이 생긴다. 따라서 과음은 절대 금물이다.

증세가 호전되면 일주일에 한 번 정도는 술을 마실 수 있으므로, 조금만 참고 적어도 반년이나 1년은 금주를 계속한다.

한편 담배는 암뿐만 아니라 생활습관병에 미치는 영향을 생각할 때도 백해무익하다. 암 식사요법에서는 금연이 절대적인 전제 조건이다.

하기를 잘했다는 생각이 들 때까지

━━ 와타요식 암 식사요법에서는 칼로리 계산을 철저하게 한다든지 식품의 중량을 일일이 재볼 필요가 없다. 하지만 여덟 가지 기본 원칙을 충실히 실행하면 결과적으로 하루에 대략 1,500~1,600킬로칼로리의 저칼로리 식사를 하게 된다.

동물성 식품을 엄격하게 제한하기 때문에 영양이 부족하지는 않을까 걱정하는 사람도 있지만, 식사요법 때문에 살이 지나치게 빠지거나 몸이 허약해지는 경우는 없다. 오히려 대부분은 적당하게 살이 빠져 예전의 몸매를 되찾고 전반적으로 몸 상태가 좋아진다. 최근 급증하고 있는 대사증후군(메타볼릭 신드롬)도 이 식사요법으로 치료할 수 있다.

암 식사요법이 이러한 효과를 내는 것은 대사나 장내 환경 등이 정상으로 돌아오면서 자연스럽게 영양에도 균형이 잡히기 때문일 것이다.

지금까지 설명한 식사 원칙은 현대의학으로 암 치료를 받고 있는 사람이나, 이전에 암 수술을 받고 나았지만 재발을 예방하고 싶은 사람이라면 가정요법으로 활용할 수 있다. 그러나 수술이 불가능해서 식사요법 위주로 암을 개선하고 싶은 사람은 이 책을 참고로 하되 반드시 전문가의 지도를 받아야 한다. 암 식사요법을 실시하고 있는 의사라면 더욱 좋겠지만, 식품영양 분야에서 실력이 있는 전문가라도 괜찮다. 이 경우는 반드시 의학적인 진단과 검사를 정기적으로 받아야 한다.

암 식사요법에서 무엇보다 중요한 것은 환자 스스로 반드시 병이 나을 것이라는 긍정적인 믿음을 가지는 것이다. 일단 시작하면 절대 그만두지 않겠다는 각오도 필요하다. 도중에 포기하면 그때까지 노력한 것이 물거품이 되고 만다. '해보기를 잘했다', '포기하지 않아서 정말 다행이다' 라는 생각이 진심으로 들 때까지 계속해 나가자.

다음에는 와타요식 암 식사요법을 기본으로 한 구체적인 식단과 레시피가 소개되어 있다. 지금 암과 싸우고 있는 사람과 그 가족, 그리고 재발을 막고 싶거나 암을 예방하고 싶은 사람은 이것을 참고로 식사요법을 시도해보기 바란다.

5일간 레시피 | 지금 있는 암이 사라지는 식사

여기서는 와타요식 암 식사요법을 기본으로 한 5일간(5일 × 하루 3끼 = 15가지 식단)의 레시피를 소개한다. 이 레시피를 응용해서 자신에게 맞는 식단을 다양하게 구성해보자.

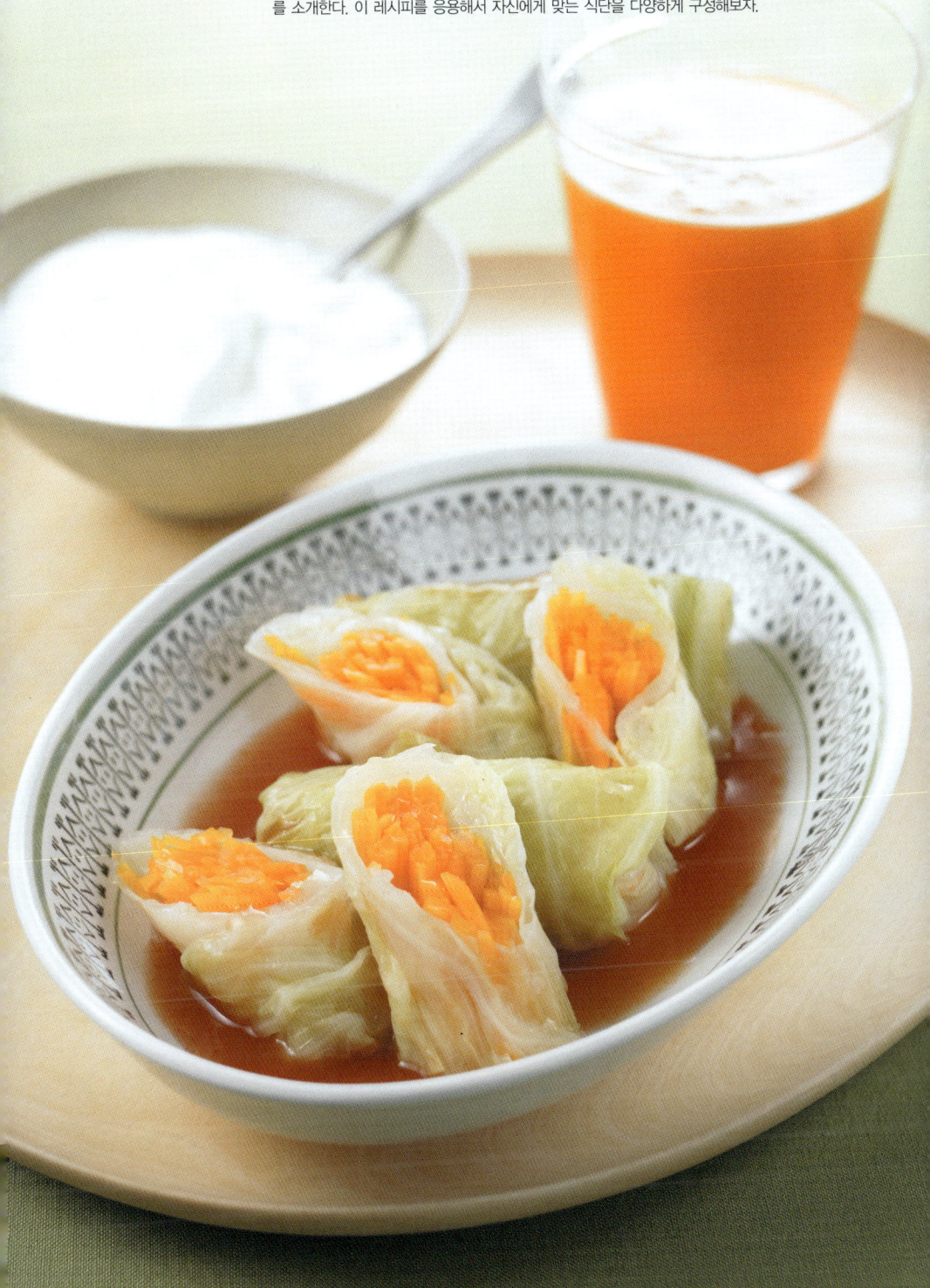

첫째 날

아침식사

- 감자빵 케이크
- 미네스트로네
- 방울토마토를 곁들인 콘스크램블드에그
- 채소주스
- 키위요구르트
- 통밀빵

- 1인분 총열량 **757**kcal
- 1인분 총 염분 **2.1**g
- (* 통밀빵 1개의 열량과 염분량도 포함됨)

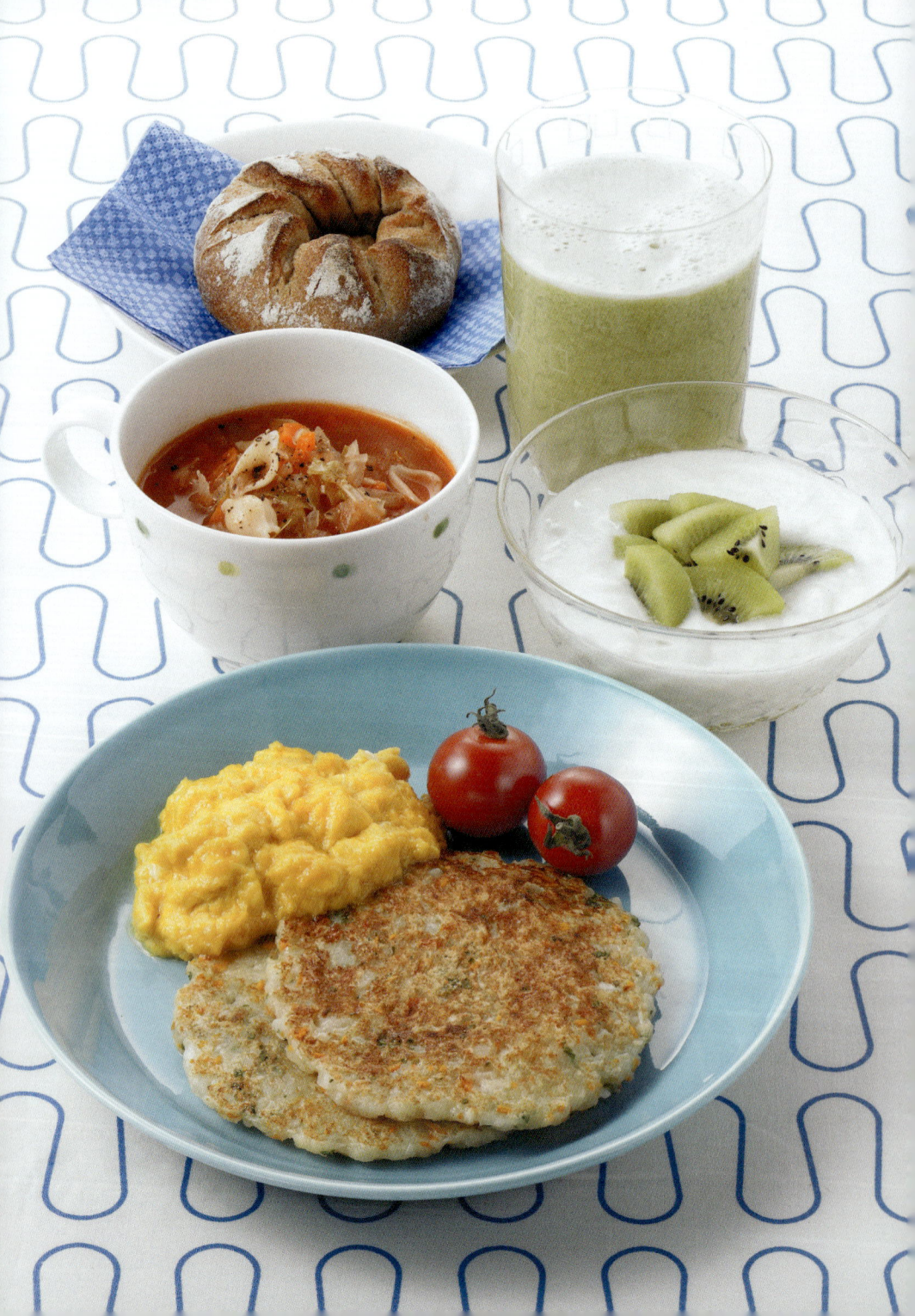

감자빵 케이크
1인분 열량 : 90kcal, 염분 : 0.1g

재료(2인분)
●양파 · 1/4개 ●당근 잘게 썬 것 · 1큰술 ●올리브유 · 1작은술 ●감자 · 큰 것 1개 ●파슬리 · 잘게 썬 것 1큰술 ●분말치즈 · 1큰술 ●후추 · 조금 ●밀가루 · 1큰술

만드는 법
1 잘게 썬 양파와 당근에 올리브유를 뿌리고 전자레인지에 3분간 가열한다.
2 감자는 껍질을 벗겨 찬물에 담가 전분을 뺀 다음 갈아서 큰 접시에 넣고 1과 다른 재료도 넣어 함께 섞는다.
3 프라이팬에 2를 숟가락으로 떠 넣고 양면을 납작하게 굽는다.

미네스트로네
1인분 열량 : 82kcal, 염분 : 0.4g

재료(2인분)
●양파 · 1/2개 ●마늘 · 반쪽 ●셀러리 · 3센티미터 ●양배추 잎 · 1장 ●당근 · 3센티미터 ●올리브유 · 2작은술 ●물 · 2컵 ●분말수프 · 1작은술 ●월계수 잎 · 1장 ●마카로니(또는 스파게티 면) · 10g ●토마토주스 · 1/2컵 ●후추 · 조금

* 미네스트로네는 이탈리아식 야채수프

만드는 법
1 양파, 마늘은 얇게 썰고 셀러리는 심을 뺀 다음 끝부터 송송 썬다. 양배추는 1센티미터 크기로 자르고 당근은 부채꼴 모양으로 썬다.
2 냄비에 올리브유를 두르고 1의 양파와 마늘을 넣고 잘 볶은 다음 셀러리와 양배추, 당근을 넣고 살짝 볶는다. 여기에 물, 분말수프, 월계수 잎을 넣고 끓으면 마카로니를 넣는다. 거품과 불순물을 걷어낸다. 마카로니가 부드러워지면 토마토주스를 넣고 마지막으로 후추를 뿌린다.

방울토마토를 곁들인 콘스크램블드에그
1인분 열량 : 139kcal, 염분 : 0.5g

재료(2인분)
●달걀 · 2개 ●옥수수(크림 상태) · 1/2컵 ●올리브유 · 1작은술 ●후추 · 조금 ●방울토마토 · 4개

만드는 법
1 달걀을 풀어 옥수수와 후추를 넣고 잘 섞는다.
2 프라이팬에 올리브유를 두르고 달군 다음 1을 넣고 주걱으로 잘 섞으면서 중불에서 볶으면 부드러운 스크램블드에그가 완성된다.
3 방울토마토를 곁들인다.

채소주스
1인분 열량 : 67kcal, 염분 : 0g

재료(1인분)
●브로콜리 · 큰 것 1/2개 ●사과 · 1/2개 ●키위 · 1개 ●레몬 · 1/6개

키위요구르트
1인분 열량 : 115kcal, 염분 : 0.1g

재료(1인분)
●플레인 요구르트 · 150g ●키위 · 1/2개

첫째 날 — 점심식사

- 닭가슴살채소국
- 소송채볶음
- 튀긴두부생강샐러드
- 채소주스
- 요구르트
- 현미밥이나 발아현미밥

- 1인분 총열량 **679**kcal
- 1인분 총 염분 **1.1**g

(* 밥 1/2공기의 열량과 염분량도 포함됨)

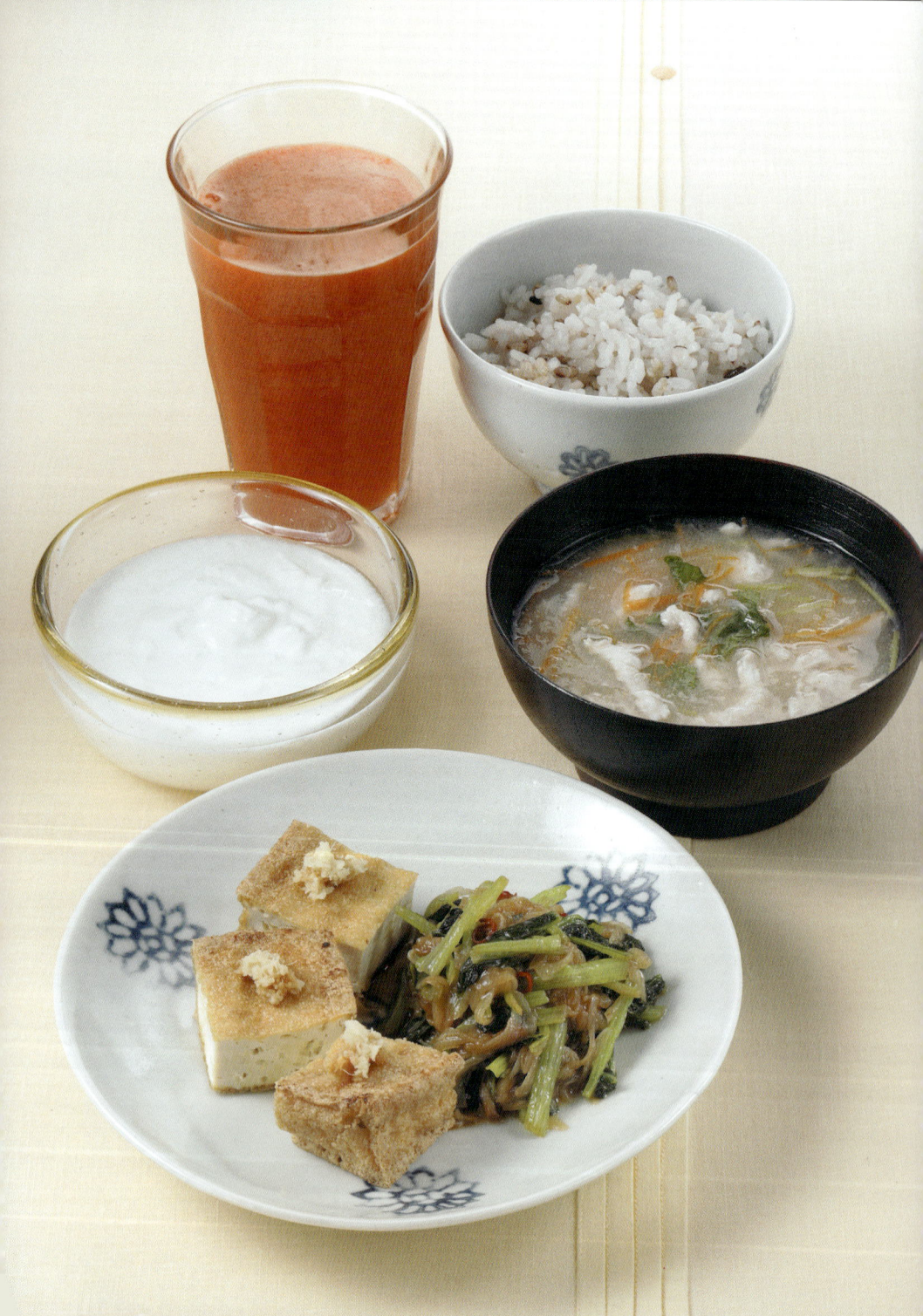

닭가슴살채소국
1인분 열량 : 39kcal, 염분 : 0.1g

재료(2인분)
- 연한 닭가슴살 · 1조각 ●청주 · 1작은술과 1큰술 ●녹말가루 · 1작은술 ●당근과 무 · 약간 ●맛국물(멸치, 다시마, 조개 등을 우려내어 맛을 낸 국물) · 1컵 ●저염 소금 · 조금 ●파드득나물 · 적당량

만드는 법
1. 닭가슴살은 잘게 찢어 청주 1작은술로 살짝 버무린 다음 녹말가루를 섞는다.
2. 당근은 길이 4센티미터 길이로 채 썰고, 무는 껍질을 벗겨 갈아둔다.
3. 맛국물에 청주 1큰술, 저염 소금, 2의 당근을 넣고 끓인 다음, 1을 넣고 젓가락으로 잘 흩는다. 다시 끓으면 2의 무를 넣는다(무즙도 버리지 말고 같이 넣는다).
4. 그릇에 3을 담고 잘게 썬 파드득나물을 올린다.

소송채볶음
1인분 열량 : 81kcal, 염분 : 0.4g

재료(2인분)
- 소송채 · 1/2단 ●양파 · 1/2개 ●고추 · 1/2개 ●마늘 · 1쪽 ●참기름 · 2작은술 ●굴소스 · 1작은술

만드는 법
1. 소송채는 뿌리 부분을 잘라내고 3센티미터 길이로 썰어 살짝 데친 다음 소쿠리에 펴놓는다.
2. 양파는 채 썰고 고추는 물에 넣어 씨를 빼낸 후 썬다. 마늘은 갈아놓는다.
3. 2의 양파를 참기름으로 천천히 볶은 후 2의 고추와 마늘을 넣고 향이 풍길 정도로만 살짝 볶는다. 굴소스와 1을 넣고 전체적으로 볶는다.

튀긴두부생강샐러드
1인분 열량 : 94kcal, 염분 : 0.5g

재료(2인분)
- 튀긴 두부 · 1모 ●생강 간 것 · 조금 ●저염 간장 · 2작은술

만드는 법
1. 튀긴 두부는 오븐토스터나 그릴에 노릇하게 구운 다음 한입 크기로 썬다.
2. 생강 간 것을 위에 얹고 저염 간장을 뿌려 먹는다.

채소주스
1인분 열량 : 106kcal, 염분 : 0g

재료(1인분)
- 당근 · 1개 ●붉은 파프리카 · 1/2개 ●토마토 · 1개 ●레몬 · 1/6개

요구르트
1인분 열량 : 93kcal, 염분 : 0.1g

재료(1인분)
- 플레인 요구르트 · 150g

첫째 날

저녁식사

- 고등어채소볶음
- 콩나물양배추쌈
- 사과무침
- 채소주스
- 오곡밥

- 1인분 총열량 **525**kcal
- 1인분 총 염분 **1.3**g

(* 오곡밥 1/2공기의 열량과 염분량도 됨)

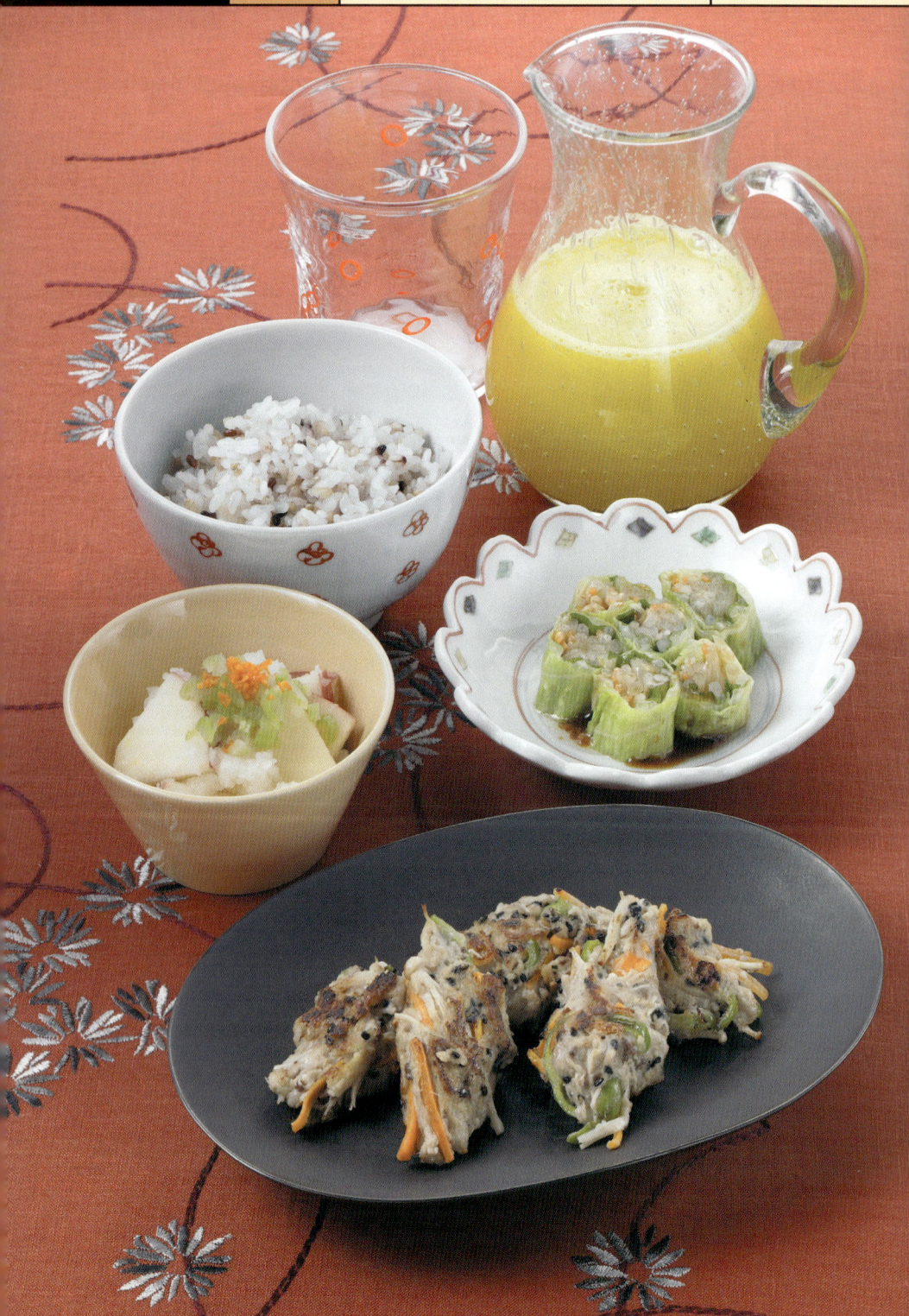

고등어채소볶음
1인분 열량 : 81kcal, 염분 : 0.7g

재료(2인분)
●당근 · 3센티미터 ●생강 · 1쪽 ●피망 · 1개 ●팽이버섯 · 1/2묶음 ●고등어 · 1/4마리 ●설탕 · 1작은술 ●저염 된장 · 1작은술 ●녹말가루 · 1큰술 ●검은깨 · 조금

만드는 법
1 당근, 생강, 피망은 채 썰고, 팽이버섯은 밑동을 잘라내서 2등분한 후 잘 찢어놓는다.
2 고등어는 껍질을 벗기고 뼈는 발라내서 칼로 다진 다음 설탕, 저염 된장, 녹말가루를 넣고 걸쭉해질 때까지 잘 섞는다. 여기에 검은깨와 1을 넣고 다시 잘 뒤섞는다.
3 프라이팬을 달군 후 2를 손으로 조금씩 떼서 굽는대(튀겨도 좋다).

콩나물양배추쌈
1인분 열량 : 60kcal, 염분 : 0.5g

재료(2인분)
●양배추 잎 · 2장 ●콩나물 · 100g ●당근 · 3센티미터 ●후추 · 조금 ●생강 · 1/2쪽 ●차조기 잎 · 4장 ●양념장(●저염 간장 · 2작은술 ●식초 · 2작은술 ●설탕 · 1작은술 ●참기름 · 1작은술)

만드는 법
1 양배추는 랩으로 싸서 전자레인지에 2분 동안 가열한 후 소쿠리에 펴서 식힌다. 생강은 채 썰어둔다.
2 당근은 채 썰어 콩나물과 함께 접시에 담아 랩으로 싸서 전자레인지에 1분 30초 가열한다. 소쿠리에 넓게 펴서 식힌 다음 후추를 뿌린다.
3 양배추 한 장을 펴고 그 위에 2의 콩나물과 당근, 생강 채 썬 것, 차조기 잎 2장을 올린 다음 단단히 싼다. 국물은 짜내고, 2센티미터 길이로 잘라 그릇에 담은 후 양념장을 끼얹는다. 남은 양배추와 재료로 한 번 더 만든다.

사과무침
1인분 열량 : 28kcal, 염분 : 0g

재료(2인분)
●무 · 4센티미터 ●무 잎 · 조금 ●식초 · 2작은술 ●저염 소금 · 한 줌 ●설탕 · 1작은술 ●사과 · 1/4개 ●귤껍질 · 조금

만드는 법
1 무는 갈아서 물기를 가볍게 빼고 식초와 저염 소금, 설탕을 넣고 섞는다.
2 무 잎은 4등분해서 데친 다음 잘게 썬다. 사과는 씨를 빼고 부채꼴 모양으로 썰어놓는다. 귤껍질은 흰 부분을 긁어내고 아주 잘게 썬다.
3 1에 2의 사과와 귤껍질을 섞은 다음 무 잎을 뿌린다.

채소주스
1인분 열량 : 112kcal, 염분 : 0g

재료(1인분)
●노란 파프리카 · 1/2개 ●셀러리 · 1/2대 ●파인애플 · 1/6개 ●레몬 · 1/4개

둘째 날

아침식사

- 두부덮밥
- 순무와 유부조림
- 중국풍 콘수프
- 사과콩포트
- 채소주스
- 요구르트

- 1인분 총열량 **735**kcal
- 1인분 총 염분 **1.6**g

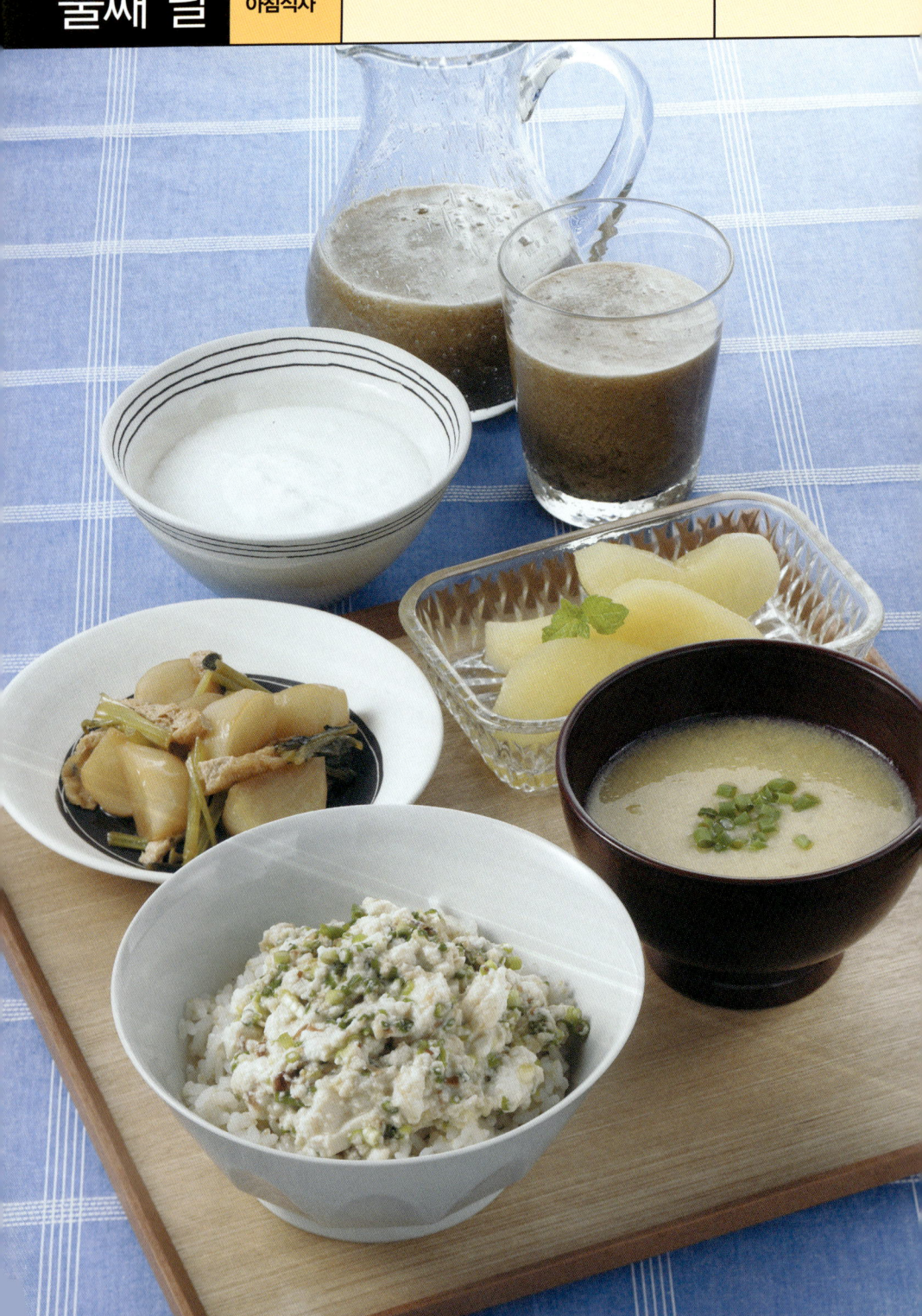

두부덮밥
1인분 열량 : 341kcal, 염분 : 0.5g

재료(2인분)
- 연두부 · 200g ● 가다랑어포 자른 것 · 조금 ● 가는 파 · 1/3단 ● 저염 간장 · 2작은술 ● 생강 간 것 · 1/2큰술 ● 현미밥이나 발아현미밥 · 1공기

만드는 법
1. 연두부에 가다랑어포, 잘게 썬 가는 파, 저염 간장, 생강 간 것을 섞은 다음 밥 위에 얹어 먹는다.

순무와 유부조림
1인분 열량 : 91kcal, 염분 : 0.5g

재료(2인분)
- 순무 작은 것(잎이 붙어 있는 것) · 2~3개 ● 유부 · 1장 ● 참기름 · 1작은술 ● 맛국물 · 1/2컵 ● 저염 간장 · 2작은술 ● 설탕 · 1/2큰술 ● 청주 · 1/2큰술

만드는 법
1. 순무는 잎을 떼어내고 껍질을 벗겨 6~8등분한다. 잎은 3센티미터 크기로 자른다.
2. 유부는 얄팍썰기 한다.
3. 냄비에 참기름을 두르고 1의 순무를 잘 볶는다. 순무 잎과 2의 유부, 맛국물, 저염 간장, 설탕, 청주를 넣어 거의 국물이 없어질 때까지 조린다.

중국풍콘수프
1인분 열량 : 61kcal, 염분 : 0.4g

재료(2인분)
- 생강 · 1/2쪽 ● 참기름 · 1/2작은술 ● 물 · 1컵 ● 닭고기 육수 분말(치킨스톡) · 1/2작은술 ● 청주 · 2작은술 ● 옥수수(크림 상태) · 100g ● 후추 · 조금 ● 녹말가루 · 1작은술 ● 가는 파 · 조금

만드는 법
1. 잘게 썬 생강을 냄비에 넣고 참기름으로 볶는다.
2. 물에 닭고기 육수 분말, 청주, 옥수수를 넣고 1에 부은 다음, 끓으면 거품을 걷어내고 후추를 뿌린다.
3. 물에 녹인 녹말가루를 넣고 조금 걸쭉해진다 싶으면 가는 파를 송송 썰어 뿌린다.

사과콩포트
1인분 열량 : 89kcal, 염분 : 0g

재료(4인분)
- 사과(홍옥) · 작은 것 2개 ● 꿀 · 4큰술

만드는 법
1. 사과는 깨끗하게 씻어서 껍질은 벗기고 씨를 빼낸 다음 6~8등분한다.
2. 큼지막한 그릇에 1을 넣고 꿀을 바른 다음 랩을 싸서 전자레인지에 약 8분간 가열한다. 식으면 냉장고에 넣어둔다.

채소주스
1인분 열량 : 60kcal, 염분 : 0.1g

재료(1인분)
- 청경채 · 1단 ● 토마토 · 1개 ● 사과 · 1/2개 ● 레몬 · 1/4개

요구르트
1인분 열량 : 93kcal, 염분 : 0.1g

재료(1인분)
- 플레인 요구르트 · 150g(사과 콩포트를 곁들이면 좋다)

둘째 날

점심식사

- 채소떡
- 채소주스
- 두부곤약무침
- 요구르트
- 우무냉채

- 1인분 총열량 **563**kcal
- 1인분 총 염분 **1.3**g

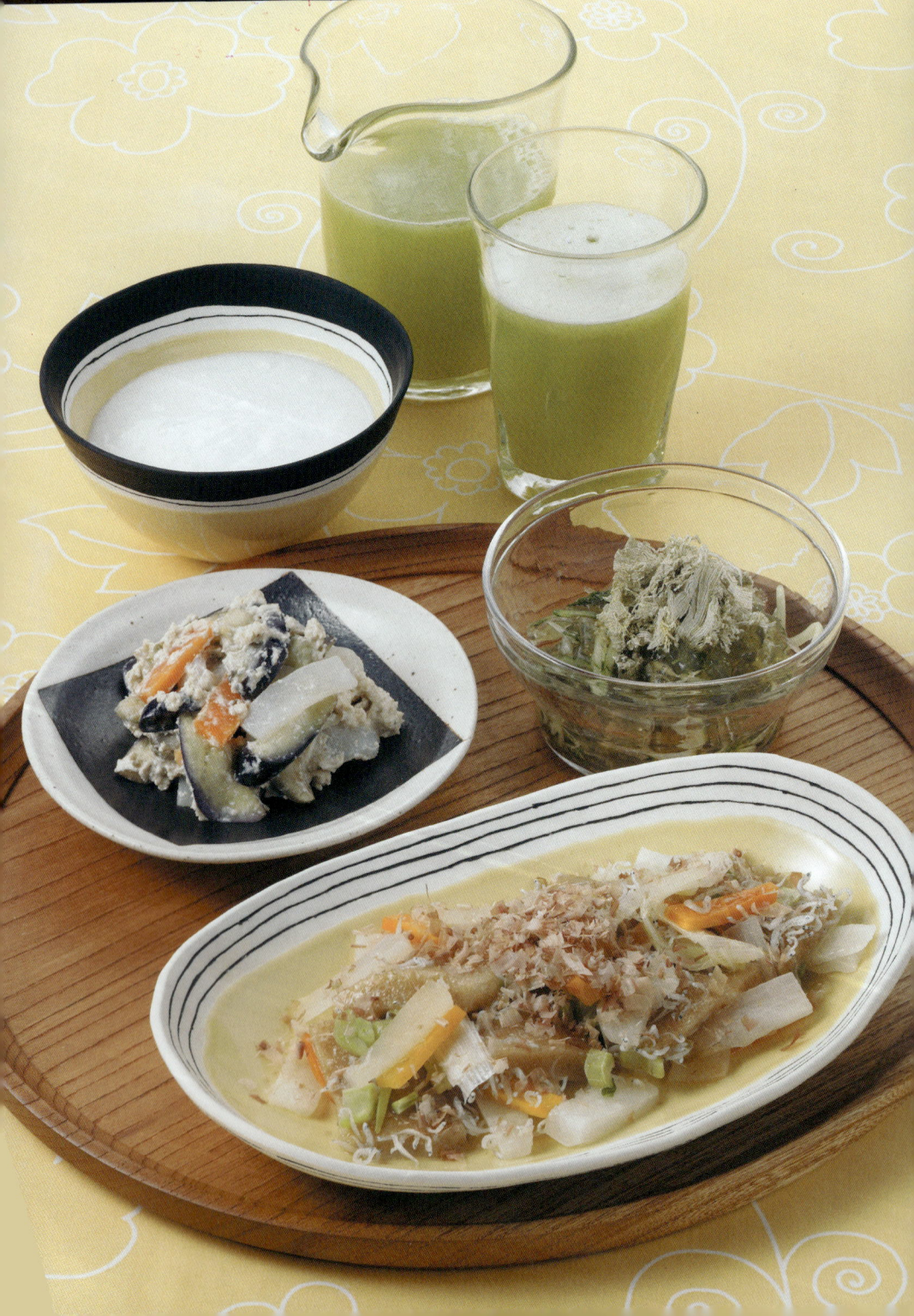

채소떡

1인분 열량 : 223kcal, 염분 : 0.4g

재료(2인분)
- 현미떡 · 4장 ● 무 · 3센티미터 ● 당근 · 3센티미터 ● 파 · 15센티미터 ● 생강 · 1쪽 ● 참기름 · 1/2큰술 ● 닭고기 육수 분말(치킨스톡) · 1/2작은술 ● 후추 · 조금 ● 작은 멸치 쪄서 말린 것 · 2큰술 ● 가다랑어포 자른 것 · 조금

만드는 법
1. 떡은 먹기 좋은 크기로 잘라 물에 담가놓는다.
2. 무, 당근, 파는 얄팍썰기로 썰고, 생강은 채 썬다.
3. 프라이팬에 2를 넣고 참기름을 둘러 골고루 섞는다. 닭고기 육수 분말, 후추를 넣고 1과 함께 멸치를 올린 다음 뚜껑을 닫고 5~6분간 찐다. 떡이 부드러워지면 가다랑어포를 뿌려 먹는다. 입맛대로 저염 간장 등을 뿌려 먹어도 좋다.

두부곤약무침

1인분 열량 : 89kcal, 염분 : 0.5g

재료(2인분)
- 가지 · 1개 ● 당근 · 3센티미터 ● 물 · 1큰술 ● 곤약(흰색) · 50g ● 찌개용 두부 · 100g ● 흰깨 · 1큰술 ● 저염 된장 · 1/2큰술 ● 설탕 · 1/2큰술

만드는 법
1. 가지는 반으로 잘라 어슷썰기를 한 뒤 랩으로 싸서 전자레인지에 1분 30초 동안 데운 뒤 물기를 짜낸다.
2. 얄팍썰기로 썬 당근을 물과 함께 그릇에 넣고 랩을 싸서 전자레인지에 1분간 가열한 후 물은 버린다.
3. 곤약은 얄팍썰기를 해서 물에 살짝 데친 다음 볶는다. 이때 기름은 넣지 않는다.
4. 두부는 전자레인지에 1분간 데우고 나서 물기를 짜낸다.
5. 믹서나 푸드프로세서에 흰깨를 넣어 돌린 다음 4와 저염 된장, 설탕을 넣고 다시 돌린다.
6. 1, 2, 3을 5로 무친다.

우무냉채

1인분 열량 : 17kcal, 염분 : 0.3g

재료(2인분)
- 우무(우무묵) · 300g ● 오이 · 1/2개 ● 양하 · 1개 ● 차조기 잎 · 5장 ● 식초 · 1큰술 ● 설탕 · 1작은술 ● 저염 간장 · 1작은술 ● 식초에 절인 다시마 채 썬 것 · 조금

만드는 법
1. 우무는 먹기 좋은 크기로 자른다.
2. 오이는 어슷썰기로 자른 다음 채를 썰고, 양하는 어슷썰기를 한다. 차조기 잎은 잘게 썰어 양하와 함께 물에 잠깐 담갔다가 물기를 뺀다.
3. 1과 2를 식초와 설탕, 저염 간장으로 버무린 다음 그릇에 담고 다시마를 올린다.

채소주스

1인분 열량 : 141kcal, 염분 : 0g

재료(1인분)
- 잎이 붙은 순무 · 3~4개 ● 파인애플 · 1/6개 ● 레몬 · 1/4개

요구르트

1인분 열량 : 93kcal, 염분 : 0.1g

재료(1인분)
- 플레인 요구르트 · 150g

둘째 날

저녁식사

- 달걀야채볶음
- 동아찜
- 오크라냉국
- 채소주스
- 발아현미밥

- 1인분 총열량 **677**kcal
- 1인분 총 염분 **1.3**g
(* 발아현미밥 1/2공기의 열량과 염분량이 포함됨)

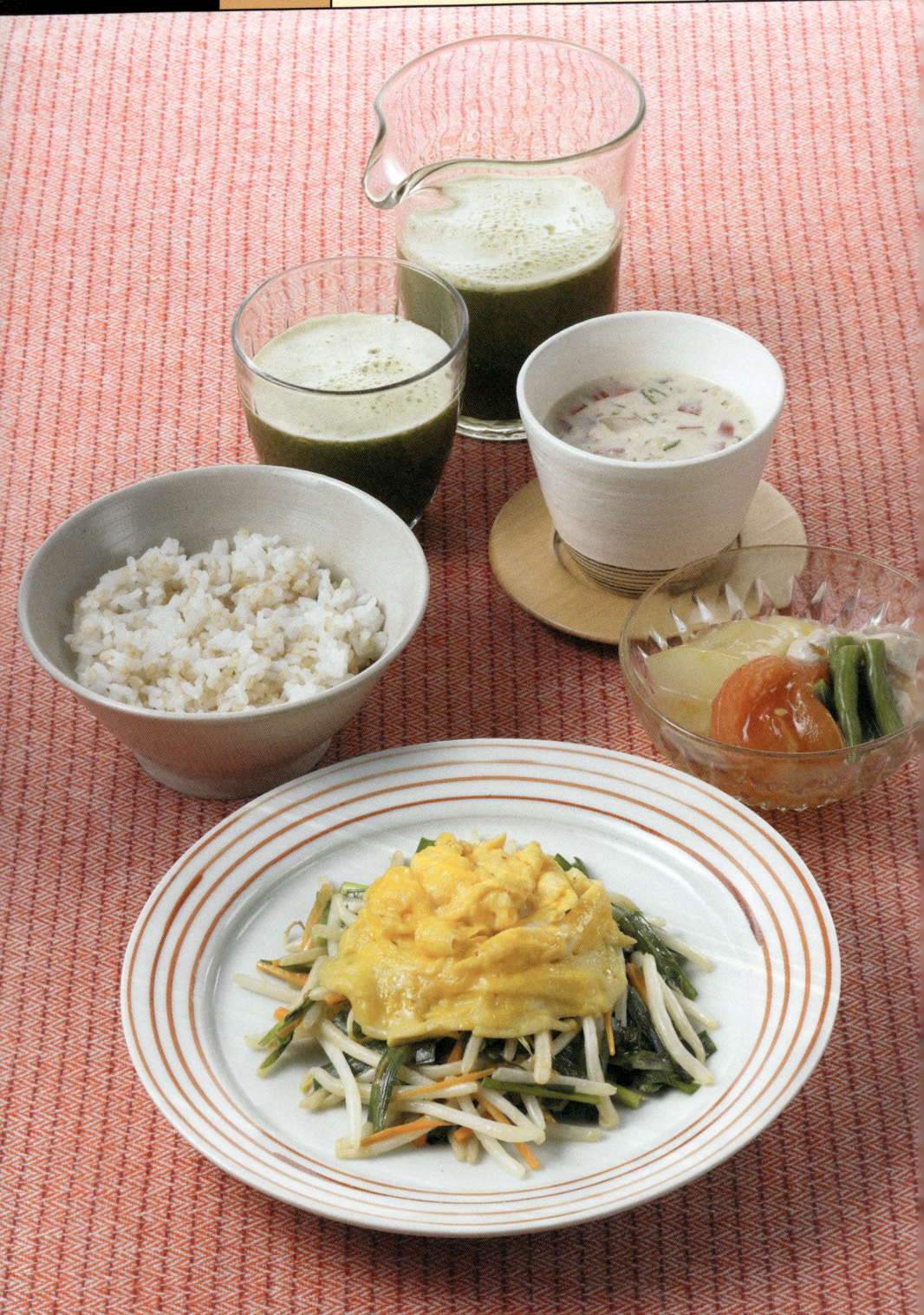

달걀야채볶음
1인분 열량 : 124kcal, 염분 : 0.4g

재료(2인분)
- 부추 · 1/2단 ●콩나물 · 150g ●당근 · 3센티미터 ●참기름 · 1작은술+2작은술 ●녹말가루 · 1작은술 ●맛국물 · 2큰술 ●달걀 · 1개 ●후추 · 조금 ●머스터드소스(머스터드 · 1작은술 ●저염 간장 · 1작은술 ●설탕 · 1/2작은술)

만드는 법
1. 부추는 3센티미터 길이로 자르고 콩나물은 씻어서 뿌리 부분은 떼어내며, 당근은 채 썬다. 여기에 참기름 1작은술을 섞는다.
2. 머스터드소스 재료를 서로 섞는다.
3. 1을 센 불에 재빨리 볶은 다음 2를 섞어 다시 빠르게 볶은 후 접시에 담는다.
4. 맛국물에 녹말가루를 풀고 여기에 달걀을 잘 섞은 다음 후추를 뿌린다.
5. 프라이팬에 참기름 2작은술을 두르고 달군 다음 4를 넣고 반숙이 될 정도로 굽는다. 이것을 3위에 얹는다.

동아찜
1인분 열량 : 110kcal, 염분 : 0.2g

재료(2인분)
- 동아(동과) · 1/8개 ●닭다리 살 · 50g ●토마토 · 1/2개 ●맛국물 · 1/2컵 ●청주 · 1큰술 ●미림 · 2작은술 ●까치콩(편두) 꼬투리 · 8개 ●저염 소금 · 1/5작은술 ●물 · 2작은술 ●녹말가루 · 1작은술

만드는 법
1. 동아는 3센티미터 크기로 깍둑썰기를 한 뒤 랩으로 싸서 전자레인지에 4분간 가열한다.
2. 닭다리 살은 어슷하게 썰어놓는다.
3. 토마토는 6~8등분 한 뒤 껍질을 벗긴다.
4. 까치콩 꼬투리는 3센티미터 크기로 자른다.
5. 맛국물에 청주와 미림을 넣고 끓인 다음 2, 1, 4 순서로 넣고 5~6분간 삶는다.
6. 5에 소금을 뿌리고 3과 물에 녹인 녹말가루를 넣어 걸쭉하게 한다.

오크라냉국
1인분 열량 : 102kcal, 염분 : 0.5g

재료(2인분)
- 오크라 · 5대 ●토마토 · 1/2개 ●두유 · 1컵 ●맛국물 · 1/4컵 ●저염 간장 · 2작은술 ●생강즙 · 1작은술

만드는 법
1. 오크라는 데쳐서 잘게 썬다.
2. 토마토는 껍질을 벗기고 씨를 뺀 다음 작게 깍둑썰기를 한다.
3. 두유에 맛국물과 저염 간장, 생강즙을 넣고 1, 2를 섞는다.

채소주스
1인분 열량 : 75kcal, 염분 : 0.2g

재료(1인분)
- 쑥갓 · 1/2단 ●배춧잎 · 큰 것 1장 ●사과 · 1/2개 ●레몬 · 1/4개

셋째 날

아침식사

- 채소치즈구이
- 두부샐러드
- 현미시리얼
- 채소주스

- 1인분 총열량 **547**kcal
- 1인분 총 염분 **1.6**g

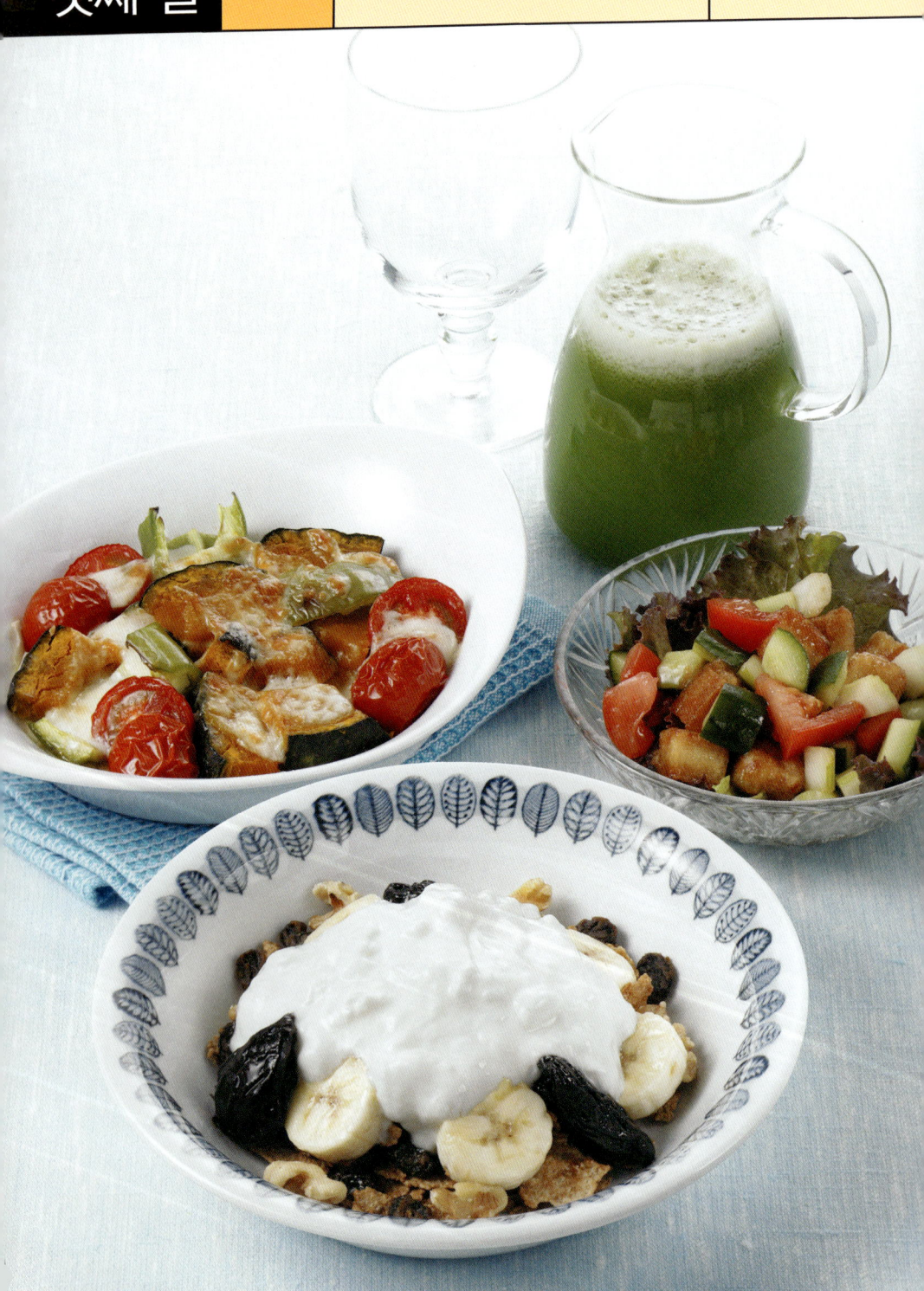

채소치즈구이
1인분 열량 : 108kcal, 염분 : 0.1g

재료(2인분)
● 방울토마토 · 6개 ● 단호박 · 1/12개 ● 양파 · 1/4개 ● 피망 · 1개 ● 후추 · 적당량 ● 올리브유 · 1/2큰술 ● 피자치즈(모차렐라) · 적당량

만드는 법
1. 방울토마토는 꼭지를 떼고, 단호박은 랩으로 싸서 전자레인지에 2분간(100g당 1분) 돌린 다음 1센티미터 두께로 썬다. 양파는 얇게 썰고 피망은 통썰기를 한다.
2. 그라탱 접시에 1을 넣고 후추를 뿌린 다음 올리브유를 넣는다.
3. 2에 피자치즈를 얹고 오븐토스터에 알맞게 굽는다.

두부샐러드
1인분 열량 : 90kcal, 염분 : 0.3g

재료(2인분)
● 얼린 두부(두부를 얼려서 말린 것) · 1모 ● 저염 간장 · 1작은술 ● 청주 · 1작은술 ● 다진 마늘 · 조금 ● 녹말가루 · 1큰술 ● 오이 · 1/2개 ● 셀러리 · 1/3대 ● 토마토 · 1/2개 ● 드레싱(● 식초 · 1큰술 ● 맛국물 · 2큰술 ● 설탕 · 2작은술 ● 저염 간장 · 1작은술)

만드는 법
1. 얼린 두부는 뜨거운 물에 충분히 불린 후 물기를 꼭 짜서 깍둑썰기를 한다.
2. 저염 간장, 청주, 다진 마늘을 섞은 다음 1을 넣고 꾹꾹 눌러 맛이 배게 한다. 다시 한 번 두부의 물기를 짜낸 후 녹말가루를 바른다.
3. 작은 프라이팬에 참기름(분량 외)을 깊이가 1센티미터 정도 되게 넣고 굽는다.
4. 오이와 셀러리는 부채꼴 모양으로 썰고 토마토는 같은 크기로 깍둑썰기 한다.
5. 3과 4를 한곳에 담아 드레싱을 끼얹고 무친다.

현미시리얼
1인분 열량 : 286kcal, 염분 : 1.2g

재료(1인분)
● 현미시리얼 · 40g ● 플레인 요구르트 · 150mg ● 바나나 · 1/2개 ● 말린 과일 · 적당량 ● 땅콩 · 적당량

만드는 법
1. 현미시리얼에 플레인 요구르트를 끼얹은 다음 통썰기 한 바나나, 말린 과일, 땅콩을 위에 올린다.

채소주스
1인분 열량 : 63kcal, 염분 : 0g

재료(1인분)
● 오이 · 2개 ● 메론 · 1/6개 ● 셀러리 · 1/2대 ● 레몬 · 1/4개

셋째 날

점심식사

- 수란야채조림
- 가지조림
- 단호박코코넛밀크
- 발아현미밥
- 채소주스
- 망고요구르트

- 1인분 총열량 **852**kcal
- 1인분 총 염분 **1.4**g

(* 발아현미밥 1/2공기의 열량과 염분량 포함됨)

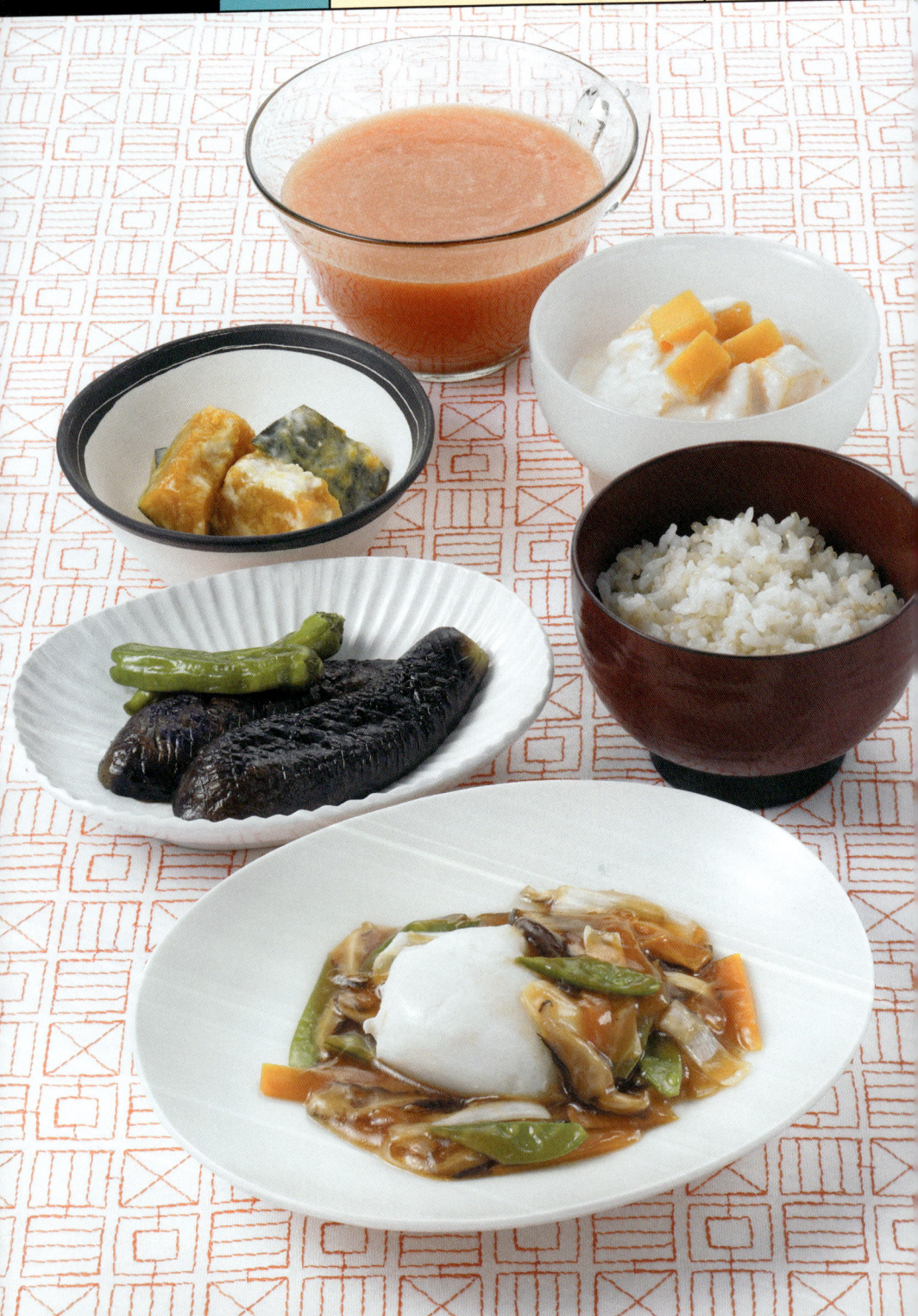

수란야채조림
1인분 열량 : 161kcal, 염분 : 0.7g

재료(2인분)
● 말린 표고버섯 · 2장 ● 생강 · 조금 ● 당근 · 3센티미터 ● 파 · 10센티미터 ● 완두콩 꼬투리 · 8개 ● 물 · 4컵 ● 식초 · 1큰술 ● 달걀 · 2개 ● 참기름 · 2작은술
● 소스(● 표고버섯 우려낸 물 · 1/2컵 ● 설탕 · 1큰술 ● 저염 간장 · 2작은술 ● 식초 · 2작은술 ● 케첩 · 1작은술 ● 녹말가루 · 1/2큰술)

*수란이란 달걀을 깨뜨려 물속에서 반숙 정도로 익힌 것을 말한다.

만드는 법
1 말린 표고버섯은 물에 불려 꼭지를 떼어내고 채 썬다.
2 생강은 채 썰고 당근과 파는 3센티미터 길이로 얄팍썰기를 한다. 완두콩 꼬투리는 어슷하게 2등분한다.
3 냄비에 물을 끓여 식초를 넣는다. 불을 좀 줄인 다음 넓은 국자에 달걀을 깨뜨려 넣고 끓는 물 표면에서 서서히 익혀준다. 노른자에 하얀 막이 덮이기 시작하면 국자를 물속에 조심스럽게 넣어 반숙으로 익힌다. 국자에서 달걀을 꺼내 채 위에 오려놓고 물기를 뺀다.
4 냄비에 참기름과 2의 생강을 넣고 살짝 볶은 다음, 1과 2의 당근, 완두콩 꼬투리도 가볍게 볶는다. 여기에 소스를 넣고 뒤섞어준다. 윤기가 돌기 시작하면 2의 파를 넣는다.
5 3에 4를 끼얹는다.

가지조림
1인분 열량 : 88kcal, 염분 : 0.5g

재료(2인분)
● 가지 · 2개 ● 참기름 · 1큰술 ● 꽈리고추 · 6개 ● 맛국물 · 1/4컵 ● 미림 · 1/2큰술 ● 청주 · 1/2큰술 ● 저염 간장 · 2작은술 ● 생강즙 · 1작은술

만드는 법
1 가지는 꼭지를 떼어내고 5밀리미터 두께로 비스듬히 칼집을 넣은 다음, 참기름을 발라 프라이팬에 넣고 뚜껑을 덮어 굽는다. 가지가 익을 때쯤 꽈리고추도 칼집을 넣어 가지와 함께 굽는다.
2 냄비에 맛국물, 미림, 청주, 저염 간장을 넣고 끓인 후 생강즙과 1을 넣고 서서히 맛이 배게 한다.

단호박코코넛밀크
1인분 열량 : 110kcal, 염분 : 0g

재료(2인분)
● 단호박 · 1/8개 ● 물 · 1/2컵 ● 코코넛밀크 · 1/2컵 ● 설탕 · 1큰술

만드는 법
1 단호박은 1센티미터 두께로 자른다.
2 작은 냄비에 1을 넣고 물과 코코넛밀크를 부어 호박이 부드러워질 때까지 삶은 후 설탕을 넣는다.

채소주스
1인분 열량 : 115kcal, 염분 : 0.1g

재료(1인분)
● 양배추 잎 · 2장 ● 토마토 · 1/2개 ● 당근 · 1개 ● 레몬 · 1/4개

망고요구르트
1인분 열량 : 112kcal, 염분 : 0.1g

재료(1인분)
● 플레인 요구르트 · 150g ● 망고 · 적당량

셋째 날

저녁식사

- 당근양배추롤
- 아스파라거스게크림찜
- 토마토양파샐러드
- 채소주스
- 발아현미밥

- 1인분 총열량 **565**kcal
- 1인분 총 염분 **1.8**g

(* 발아현미밥 1/2공기의 열량과 염분포함됨)

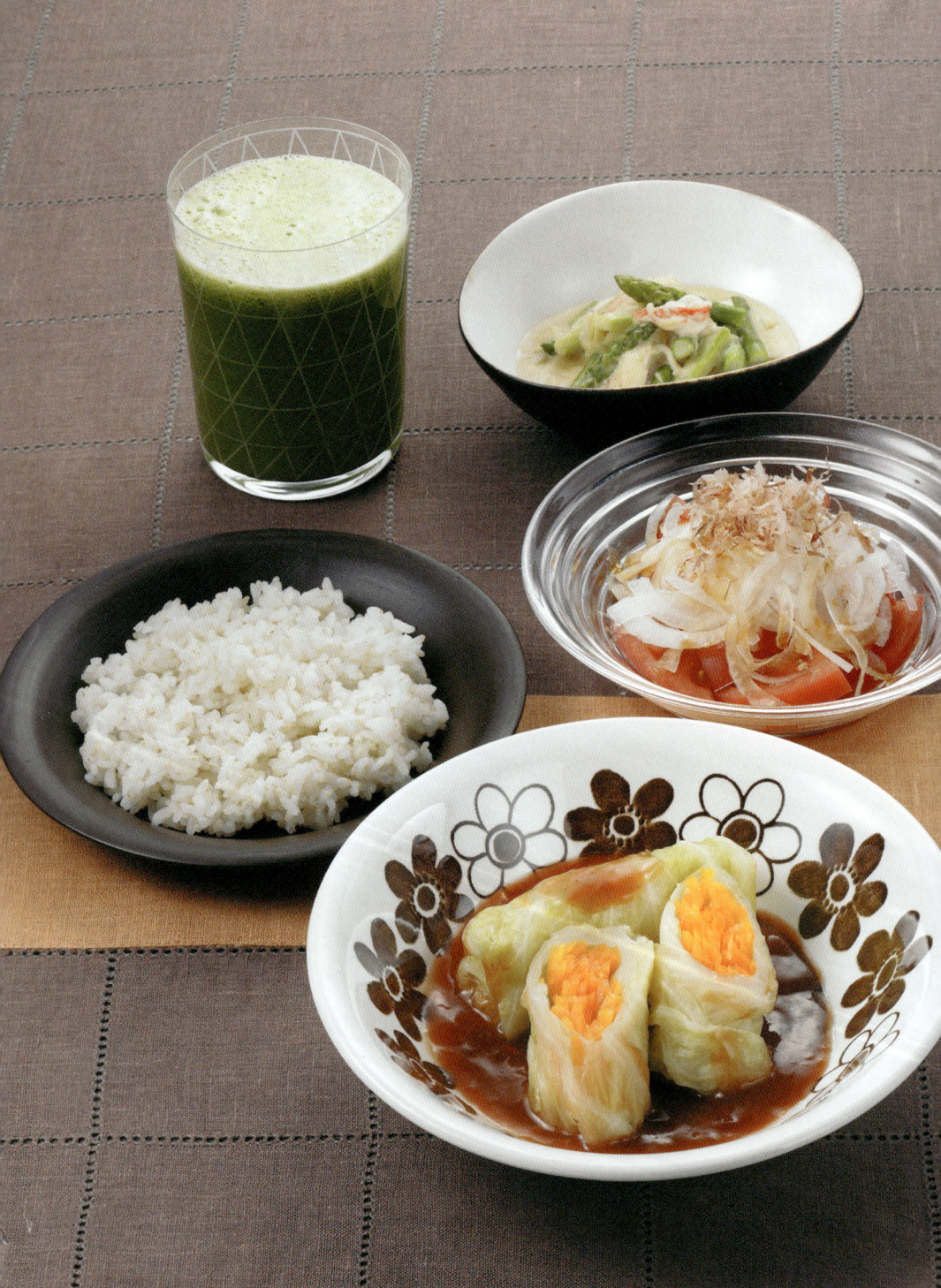

당근양배추롤
1인분 열량 : 51kcal, 염분 : 0.9g

재료(2인분)
●양배추 잎 · 4장 ●당근 · 1/2개 ●후추 · 조금 ●녹말가루 · 적당량 ●물 · 3/4컵 ●분말수프 · 1/2작은술 ●케첩 · 1큰술 ●물에 녹인 녹말가루(●녹말가루 · 1/2작은술 ●물 · 1작은술)

만드는 법
1. 양배추는 랩에 싸서 전자레인지에 돌려(100g당 1분 가열) 양배추가 투명해지면 소쿠리에 펴서 식힌다.
2. 당근은 채 썬다.
3. 식은 양배추 잎을 펴서 후추와 녹말가루를 뿌리고 2를 얹은 다음 돌돌 만다.
4. 냄비에 3을 넣어 물을 붓고 분말 수프를 넣은 다음 뚜껑을 덮고 20분 정도 익힌다.
5. 양배추 롤은 건져내 그릇에 담는다.
6. 국물은 졸여서 케첩을 섞고 물에 녹인 녹말가루로 윤기를 낸다.
7. 5에 6을 붓는다.

아스파라거스게크림찜
1인분 열량 : 142kcal, 염분 : 0.5g

재료(2인분)
●녹색 아스파라거스 · 1단(150g) ●삶은 게 · 20g ●생강 · 1/2쪽 ●파 · 5센티미터 ●참기름 · 2작은술 ●물에 녹인 녹말가루(●녹말가루 1/3작은술 ●물 · 1작은술) ●소스(●무당연유 · 1/2컵 ●청주 · 1작은술 ●닭고기 육수 분말(치킨스톡) · 1/2작은술 ●설탕 · 1/2작은술 ●후추 · 조금)

만드는 법
1. 아스파라거스는 밑동을 1센티미터 정도 잘라내고 껍질을 벗긴 후 4센티미터 길이로 자른다.
2. 삶은 게는 살을 발라 찢어놓는다.
3. 생강은 채 썰고 파는 반으로 갈라 1센티미터 폭으로 자른다.
4. 냄비에 참기름을 두르고 3부터 살짝 볶은 다음 1을 붓는다. 여기에 소스와 2를 넣고 2~3분간 끓인 후 물에 녹인 녹말가루로 윤기를 낸다.

토마토양파샐러드
1인분 열량 : 27kcal, 염분 : 0.3g

재료(2인분)
●토마토 · 1개 ●양파 · 작은 것 1/2개 ●저염 간장 · 1작은술 ●레몬즙 · 1작은술

만드는 법
1. 토마토는 반달썰기로 썰어 냉장고에 넣어둔다. 양파는 얇게 썰어 물에 잠깐 담갔다가 물기를 뺀다.
2. 1의 토마토에 양파를 올리고 레몬즙과 간장을 뿌린다. 가다랑어포가 있으면 잘게 잘라 뿌려도 좋다.

채소주스
1인분 열량 : 79kcal, 염분 : 0.1g

재료(1인분)
●소송채 · 1/2단 ●무 · 3센티미터 ●오렌지 · 1개
*오렌지는 주서가 아니라 레몬즙 짜는 기구로 즙을 짜면 더 좋다.

넷째 날

아침식사

- 고구마밥
- 비지조림
- 시금치만가닥버섯겨자무침
- 채소주스
- 살구요구르트

- 1인분 총열량 **748**kcal
- 1인분 총 염분 **1.3**g

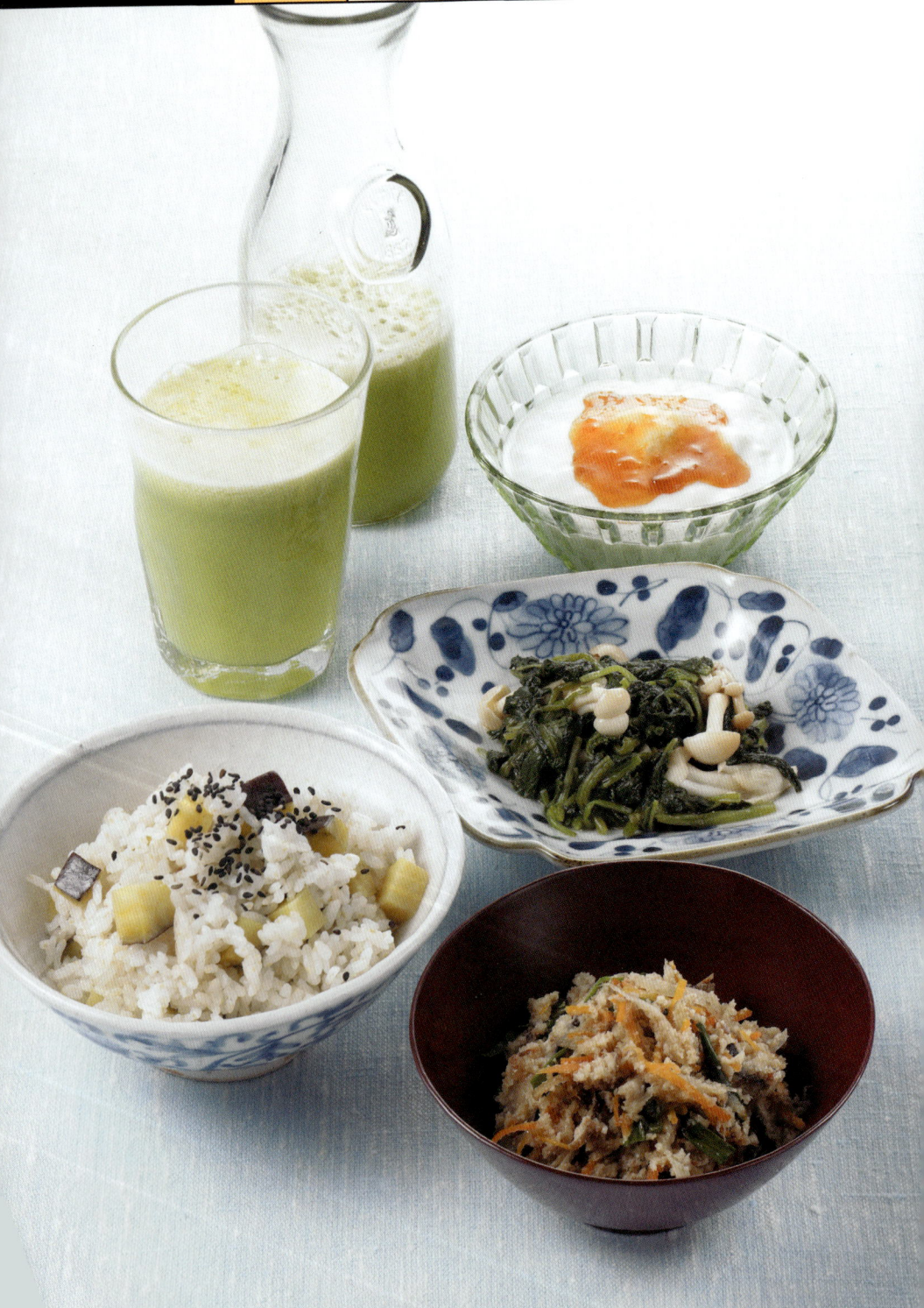

고구마밥
1인분 열량 : 338kcal, 염분 : 0g

재료(2인분)
- 발아현미(또는 배아미) · 1공기 분량 ● 고구마 · 중간 크기 1/2개 ● 검은깨 · 적당량

만드는 법
1. 발아현미(또는 배아미)는 씨눈이 떨어져나가지 않도록 부드럽게 씻은 다음 밥물을 붓는다(물은 보통 밥 지을 때와 동일한 양).
2. 고구마는 껍질째 1센티미터 크기로 깍둑썰기를 한 후 물에 잠시 담갔다가 물기를 뺀다.
3. 1에 2를 넣고 밥을 짓는다.
4. 밥이 다 되면 주걱으로 가볍게 휘저어 밥공기에 푼다. 먹기 전에 검은깨를 뿌린다.

비지조림
1인분 열량 : 121kcal, 염분 : 0.5g

재료(2~3인분)
- 말린 표고버섯 · 2장 ● 당근 · 2센티미터 ● 우엉 · 5센티미터 ● 가는 파 · 5~6줄기 ● 참기름 · 2작은술 ● 표고버섯 우려낸 물 · 1/4컵 ● 맛국물 · 1/2컵 ● 설탕 · 1작은술 ● 저염 간장 · 2작은술 ● 청주 · 1큰술 ● 비지 · 70g ● 가다랑어포 · 적당량 ● 식초 · 2작은술

만드는 법
1. 말린 표고버섯은 물에 불려 채 썰고 당근도 채 썬다. 우엉은 깎아썰기(연필 깎듯이 돌려가며 얇게 써는 것) 하고 가는 파는 2센티미터 길이로 썬다.
2. 냄비에 참기름을 두르고 1의 표고버섯, 당근, 우엉을 넣고 볶는다. 여기에 표고버섯과 맛국물을 붓고 설탕, 간장, 청주를 넣어 2~3분간 끓인 후, 비지를 넣고 국물이 없어질 때까지 졸인다.
3. 그릇에 담아 1의 가는 파와 잘게 썬 가다랑어포를 얹은 다음 식초를 골고루 뿌린다.

시금치만가닥버섯겨자무침
1인분 열량 : 27kcal, 염분 : 0.5g

재료(2인분)
- 시금치 · 1/2단 ● 만가닥버섯 · 1/2팩 ● 청주 · 1작은술 ● 겨자 · 조금 ● 저염 간장 · 2작은술 ● 미림 · 1작은술

만드는 법
1. 시금치는 뿌리를 잘라내고 깨끗이 씻어서 3센티미터 길이로 썬다. 끓는 물에 살짝 데친 후 찬물에 헹구고 물기를 뺀다.
2. 접시에 잘게 찢은 만가닥버섯을 담고 청주를 뿌린 다음 랩으로 싸서 전자레인지에 30초간 돌린다.
3. 간장과 미림에 겨자를 푼다.
4. 1과 2를 3으로 무친다(2에서 우러난 물도 버리지 말고 같이 넣는다).

채소주스
1인분 열량 : 109kcal, 염분 : 0g

재료(1인분)
- 양배추 잎 · 4장 ● 셀러리 · 1대 ● 레몬 · 1/4개 ● 오렌지 · 1개

살구요구르트
1인분 열량 : 153kcal, 염분 : 0.3g

재료(1인분)
- 플레인 요구르트 · 200g ● 살구잼 · 2작은술

넷째 날

점심식사

- 연어요구르트구이
- 양배추수프
- 미역토마토샐러드
- 채소주스
- 호밀빵

● 1인분 총열량 **576**kcal
● 1인분 총 염분 **2.3**g
(* 호밀빵 2조각의 열량과 염분량도 포함)

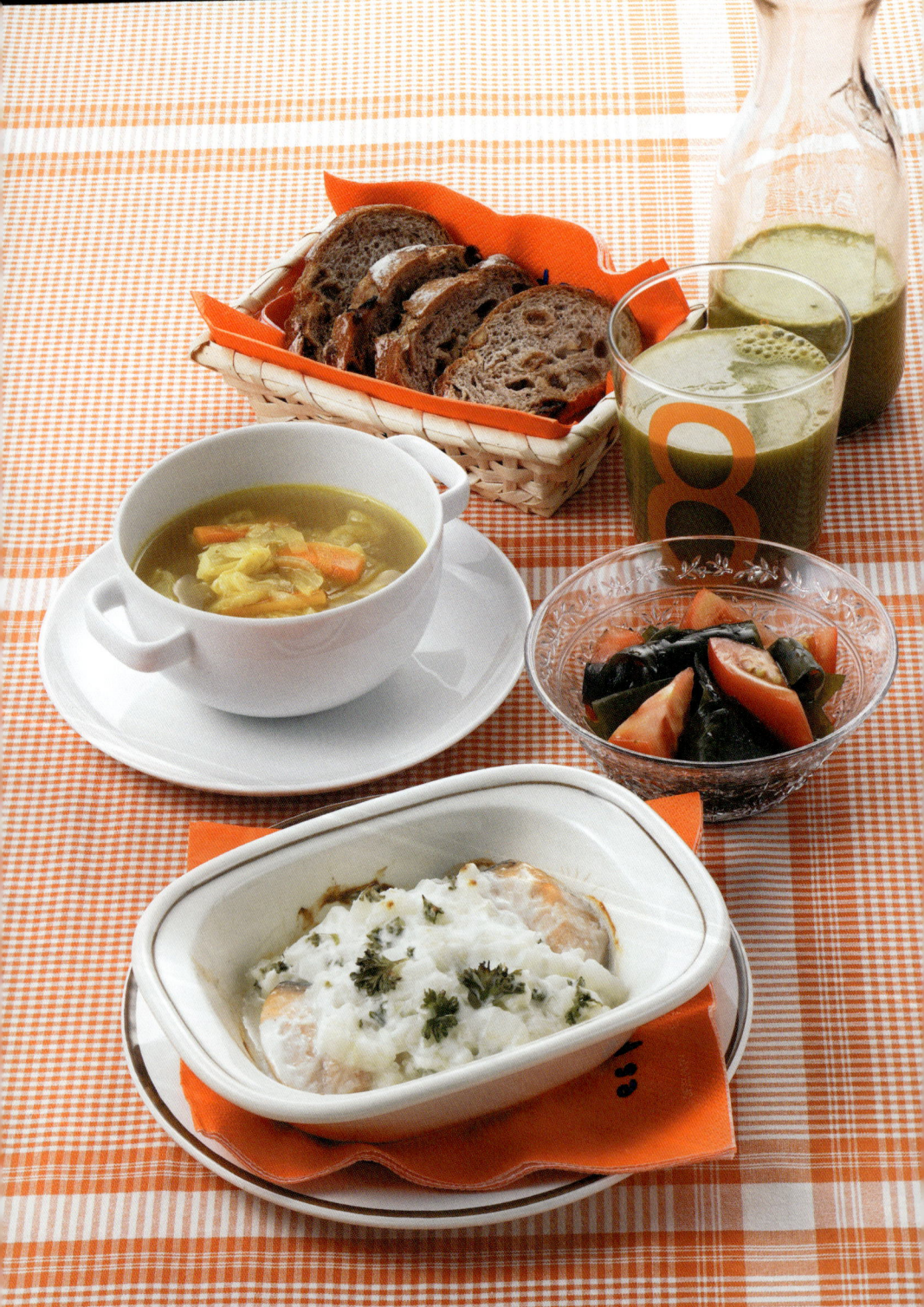

연어요구르트구이

1인분 열량 : 208kcal, 염분 : 0.4g

재료(2인분)
● 연어 · 2토막 ● 저염 소금 · 1/4작은술 ● 후추 · 조금 ● 플레인 요구르트 · 4큰술 + 3/4컵 ● 양파 · 1/4개 ● 파슬리 · 1큰술 ● 녹말가루 · 1/4큰술

만드는 법
1 연어는 한입 크기로 저며낸 후 소금과 후추를 뿌리고 요구르트 4큰술을 골고루 바른다.
2 신문지에 키친타월을 깔고 그 위에 요구르트 3/4컵을 붓는다. 10분 정도 지나면 물기가 빠진다.
3 양파와 파슬리는 잘게 썰어 그 위에 녹말가루를 뿌리고 2로 버무린다.
4 그라탱 접시에 1을 넣고 3을 올린 후 오븐토스터에 약 10분간 굽는다.

미역토마토샐러드

1인분 열량 : 33kcal, 염분 : 0.6g

재료(2인분)
● 물에 불린 미역 · 50g ● 토마토 · 1개 ● 드레싱(● 저염 간장 · 1작은술 ● 레몬즙 · 1작은술 ● 올리브유 · 1작은술)

만드는 법
1 물에 불린 미역은 한입 크기로 썬다.
2 토마토는 6~8등분 한 다음 다시 어슷하게 반으로 자른다.
3 1과 2를 같이 담고 그 위에 드레싱을 끼얹는다.

양배추수프

1인분 열량 : 42kcal, 염분 : 0.5g

재료(2인분)
● 양파 · 1/4개 ● 양배추 잎 · 큰 것 1장 ● 당근 · 조금 ● 올리브유 · 1작은술 ● 카레분말 · 1작은술 ● 물 · 2컵 ● 와인 · 1큰술 ● 과립콩소메 · 1작은술

만드는 법
1 양파는 섬유질에 직각 방향으로 얇게 썰고, 양배추는 1센티미터 폭으로 길게 썬다. 당근은 얄팍썰기 한다.
2 냄비에 올리브유를 두르고 1의 양파를 볶은 다음 양배추, 당근, 카레분말을 넣고 같이 볶는다.
3 2에 물, 와인, 과립콩소메를 넣고 채소가 부드러워질 때까지 뭉근히 끓인다.

채소주스

1인분 열량 : 160kcal, 염분 : 0.2g

재료(1인분)
● 순무 잎 · 순무 4개 분량 ● 당근 · 1개 ● 사과 · 1/2개 ● 생강 · 1쪽 ● 레몬 · 1/4개

넷째 날

저녁식사

- 두부스테이크
- 단팥호박
- 당근순무샐러드
- 순무잎필라프
- 채소주스

- 1인분 총열량 **784**kcal
- 1인분 총 염분 **0.8**g

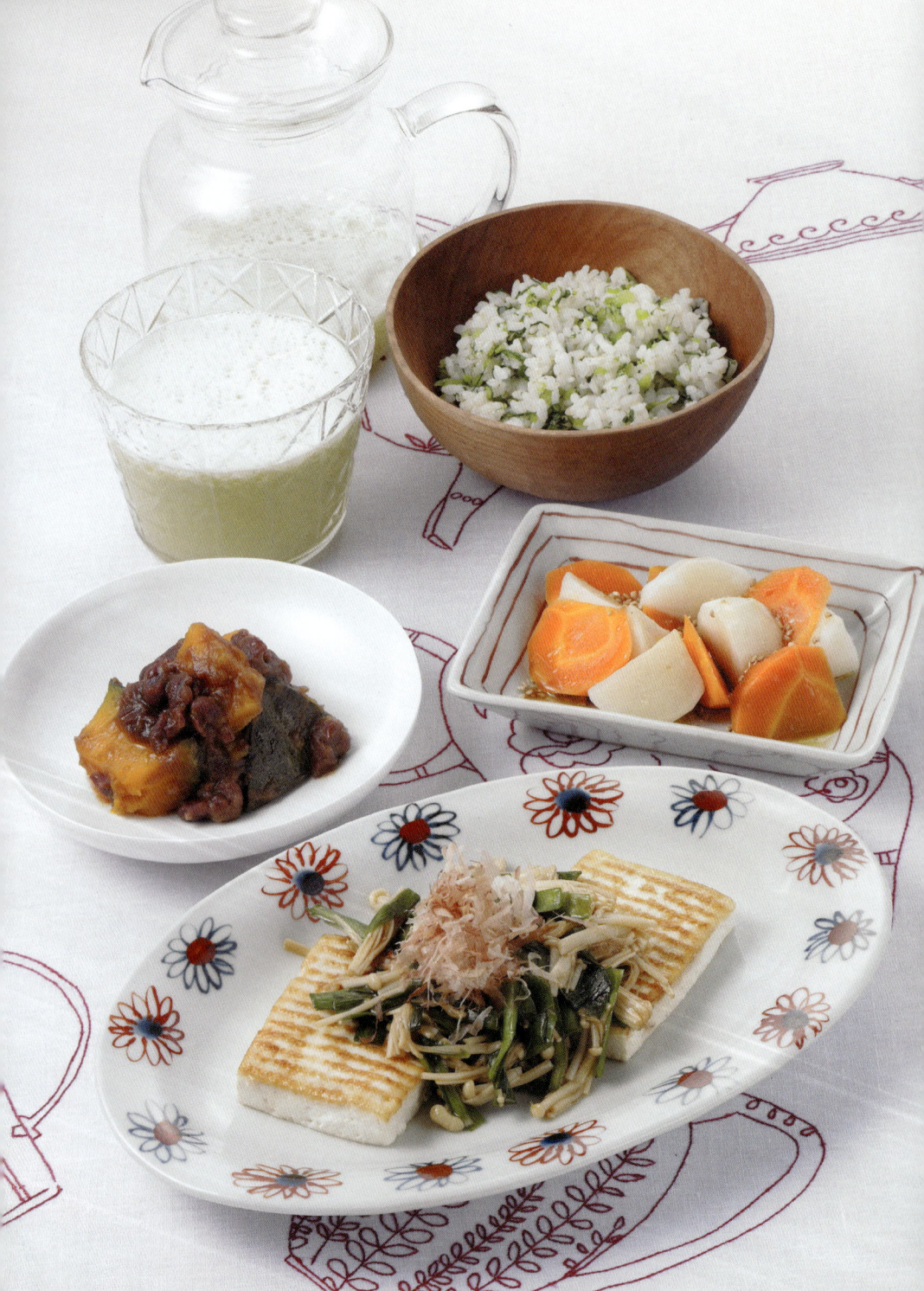

두부스테이크
1인분 열량 : 134kcal, 염분 : 0.5g

재료(2인분)
● 부침용 두부 · 200g ● 부추 · 1/2단(50g) ● 팽이버섯 · 1팩 ● 참기름 · 2작은술 ● 가다랑어포 · 적당량 ● 소스(● 저염 간장 · 2작은술 ● 청주 · 2작은술 ● 녹말가루 · 1/3작은술)

만드는 법
1 두부는 1센티미터 두께로 썬 다음 키친타월 위에 올려 물기를 제거한다.
2 부추는 3센티미터 길이로 썬다. 팽이버섯은 밑동을 잘라내고 2~3등분한다.
3 달군 프라이팬에 참기름 1작은술을 두르고 1을 굽는다. 양면이 노릇하게 구워지면 접시에 담는다.
4 3의 프라이팬에 참기름 1작은술을 다시 두르고 2를 볶은 후 소스로 간을 한다. 이것을 두부 위에 얹고 잘게 썬 가다랑어포를 올린다.

단팥호박
1인분 열량 : 130kcal, 염분 : 0g

재료(2인분)
● 단호박 · 1/8개 ● 물 · 1/4컵 ● 단팥(통조림) · 3큰술

만드는 법
1 단호박은 숟가락으로 씨를 빼낸 후 한입 크기로 썬다.
2 1을 랩에 싸서 전자레인지에 약 3분간 익힌다.
3 작은 냄비에 물과 단팥을 넣고 끓인 후 2를 넣고 2~3분간 삶는다.

당근순무샐러드
1인분 열량 : 59kcal, 염분 : 0.3g

재료(2인분)
● 당근 · 1/2개 ● 순무 · 2~3개 ● 간장 드레싱(● 저염 간장 · 1작은술 ● 식초 · 1작은술 ● 올리브유 · 1작은술 ● 생강즙 · 조금)

만드는 법
1 당근은 껍질을 벗겨 한입 크기로 마구썰기 하고, 순무는 껍질을 벗겨 6등분한다.
2 끓는 물에 1의 당근을 살짝 데친 뒤, 순무를 넣고 다시 끓어오르면 불을 끈다. 2~3분 그대로 뒀다가 체에 받쳐 물기를 뺀다.
3 그릇에 2를 담고 간장 드레싱을 끼얹는다.

순무잎필라프
1인분 열량 : 289kcal, 염분 : 0g

재료(2인분)
● 발아현미밥(또는 배아미밥) · 1공기 ● 순무 잎 · 50g ● 저염 소금 · 조금 ● 후추 · 조금 ● 올리브유 · 1작은술

만드는 법
1 순무 잎은 데쳐서 잘게 썬 다음 물기를 꼭 짠다.
2 따뜻한 밥에 1과 소금, 후추, 올리브유를 넣고 잘 섞는다.

채소주스
1인분 열량 : 172kcal, 염분 : 0g

재료(1인분)
● 아스파라거스 · 1단 ● 양배추 잎 · 3장 ● 키위 · 1개 ● 사과 · 1/2개 ● 레몬 · 1/4개

다섯째 날　아침식사

- 둥지 속의 알
- 명란샐러드
- 단호박수프
- 채소주스
- 통밀빵

- 1인분 총열량 **883**kcal
- 1인분 총 염분 **2.8**g

(* 통밀빵 3조각의 열량과 염분량도 포함됨)

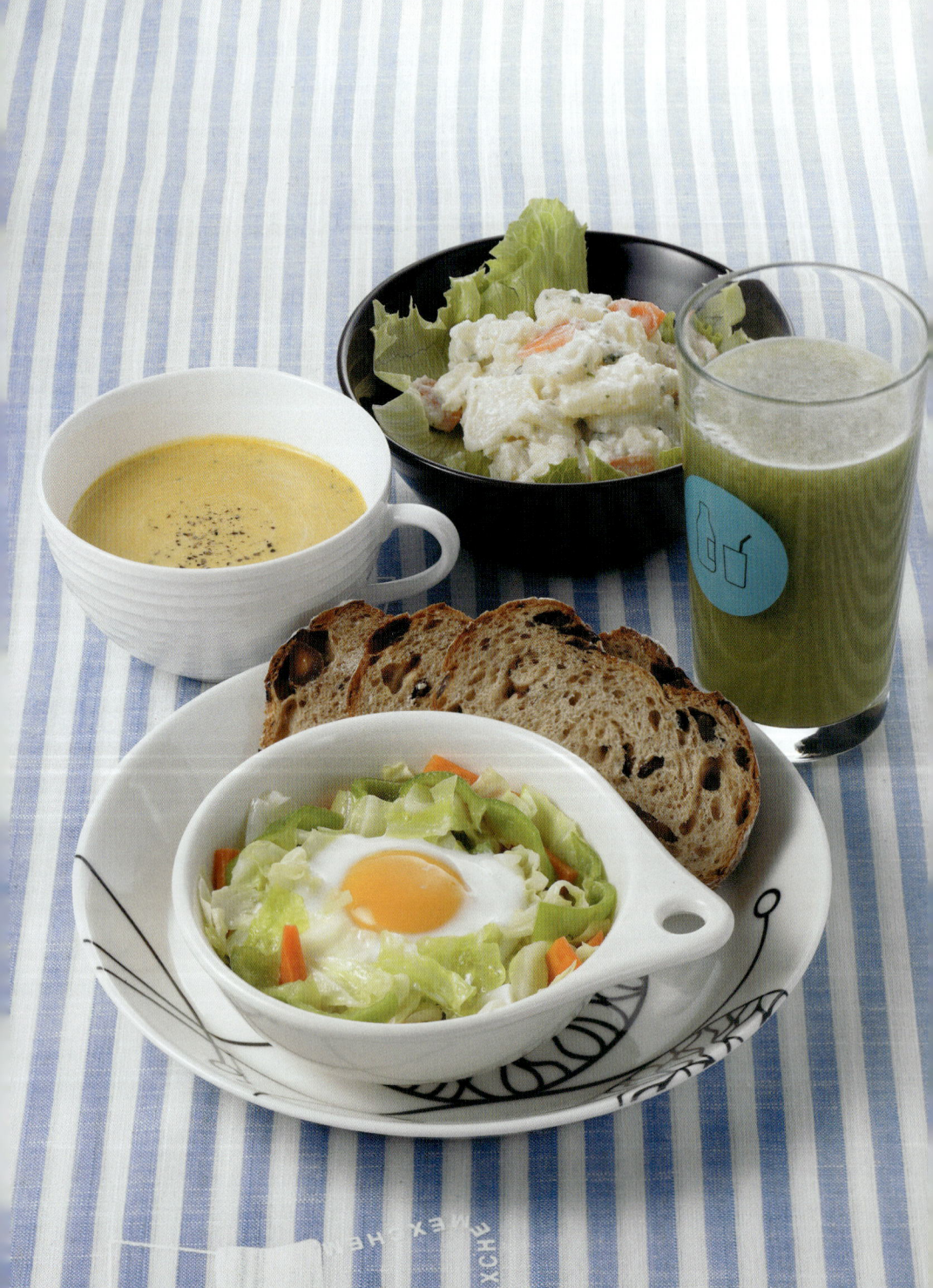

둥지 속의 알
1인분 열량 : 102kcal, 염분 : 0.2g

재료(2인분)
●양배추 잎 · 2장 ●당근 · 조금 ●피망 · 1/2개 ●올리브유 · 1작은술 ●달걀 · 2개 ●저염 간장 · 조금

만드는 법
1 양배추는 1센티미터 폭으로 자르고 당근은 얄팍썰기, 피망은 1센티미터 크기로 반달썰기로 썰어 올리브유를 뿌린다.
2 그릇 2개에 1을 1인분씩(절반 분량) 담고 가운데에 달걀을 깨뜨려 넣는다. 랩으로 느슨하게 싸서 전자레인지에 90초간 데운다.
3 간장을 뿌려 먹는다.

명란샐러드
1인분 열량 : 189kcal, 염분 : 0.9g

재료(2인분)
●감자 · 2개 ●저염 소금 · 조금 ●후추 · 조금 ●올리브유 · 1작은술 ●당근 · 2센티미터 ●물 · 2큰술 ●명란젓 · 1/4덩이 ●염교 · 2개 ●잘게 썬 파슬리 · 1큰술 ●플레인 요구르트 · 1/2컵 ●양상추 · 적당량

만드는 법
1 감자는 깨끗이 씻어서 랩으로 싼 후 전자레인지에 4분간(100g에 2분) 돌린다. 뜨거울 때 재빨리 껍질을 벗기고 부채꼴로 썬 다음 소금과 후추, 올리브유를 뿌려놓는다. 당근은 부채꼴로 썰어 물을 뿌린 후 랩으로 싸서 전자레인지에 1분간 익힌다.
2 명란젓은 껍질에 칼집을 넣어 칼등으로 훑듯이 알을 긁어낸 후 그릇에 담는다. 여기에 염교, 잘게 썬 파슬리, 요구르트, 후추를 넣고 잘 섞는다.
3 1을 2로 버무린 후 양상추를 깐 그릇에 담는다.

단호박수프
1인분 열량 : 162kcal, 염분 : 0.8g

재료(2인분)
●양파 · 1/4개 ●올리브유 · 1작은술 ●단호박 · 1/12개 ●분말수프 · 1/2작은술 ●후추 · 조금 ●우유 · 1/2컵 ●플레인 요구르트 · 3/4컵

만드는 법
1 양파는 얇게 썰어 그릇에 담아 올리브유를 뿌린다. 단호박은 씨를 빼내고 1센티미터 두께로 썬다.
2 전자레인지용 그릇에 1의 양파를 깔고 그 위에 호박을 얹은 다음 분말수프를 뿌린다. 뚜껑을 덮고 전자레인지에 4분간 돌린다.
3 2를 믹서나 푸드프로세서에 넣고 후추를 뿌린 다음 부드러워질 때까지 간다. 우유와 요구르트를 넣고 다시 돌린다.

채소주스
1인분 열량 : 166kcal, 염분 : 0g

재료(1인분)
●물냉이 · 2단 ●사과 · 1개 ●그레이프프루트 · 1/2개
* 그레이프프루트는 옆으로 2등분해서 레몬즙 짜는 기구로 즙을 짠다.

다섯째 날

점심식사

- 두부채소조림
- 조개관자채소찜
- 배추절임
- 채소주스
- 오곡빵

- 1인분 총열량 **602**kcal
- 1인분 총 염분 **1.5**g
- (* 오곡밥 1/2공기의 열량과 염분량도 됨)

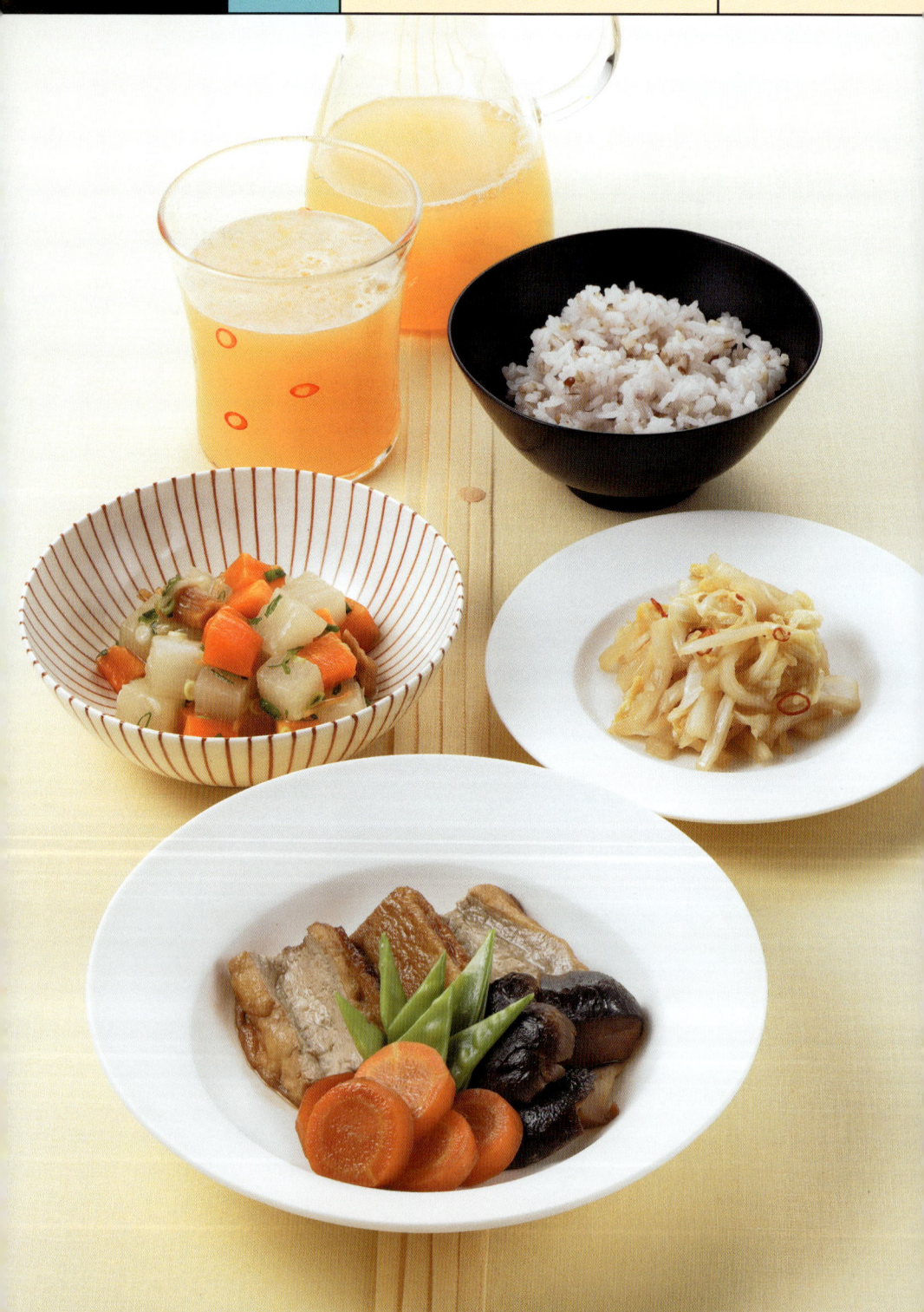

두부채소조림
1인분 열량 : 88kcal, 염분 : 0.5g

재료(2인분)
- 말린 표고버섯 · 2장 ● 튀긴 두부 · 1/2모 ● 당근 · 1/3개
- 맛국물(표고버섯 우려낸 물도 포함) · 3/4컵 ● 청주 · 2작은술 ● 설탕 · 1/2큰술 ● 저염 간장 · 2작은술 ● 미림 · 1작은술 ● 완두콩 꼬투리 · 10장

만드는 법
1. 말린 표고버섯은 물에 불린다. 튀긴 두부는 기름기를 뺀 다음 한입 크기로 썬다.
2. 당근은 5밀리미터 두께로 썬다.
3. 맛국물에 청주, 설탕, 간장, 미림을 넣고 끓인 다음 1과 2를 넣고 서서히 조린다. 조리는 중에 완두콩 꼬투리를 넣는다.

조개관자채소찜
1인분 열량 : 88kcal, 염분 : 0.6g

재료(2인분)
- 말린 조개관자 · 1개 ● 뜨거운 물 · 1컵 ● 무 · 5센티미터 ● 당근 · 1/4개 ● 생강 · 1/2쪽 ● 참기름 · 1작은술 ● 찬물 · 2컵 ● 닭고기 육수 분말(치킨스톡) · 1/2작은술 ● 청주 · 1큰술 ● 후추 · 조금 ● 저염 간장 · 조금 ● 무 잎 · 조금 ● 물에 녹인 녹말가루(● 녹말가루 · 2작은술 ● 물 · 4작은술)

만드는 법
1. 말린 조개관자는 뜨거운 물에 불려 부드러워지면 풀어준다. 우러난 물은 수프에 사용한다.
2. 무는 껍질을 벗겨 1.5센티미터 크기로 깍둑썰기 한다. 당근은 무보다 조금 작은 크기로 깍둑썰기 하고 생강은 채 썬다.
3. 냄비에 참기름을 두르고 2를 볶는다.
4. 3에 찬물, 닭고기 육수 분말, 청주, 1의 국물을 넣고 채소가 부드러워질 때까지 끓인다.
5. 4에 후추를 뿌리고 간장으로 간을 한 다음 물에 녹인 녹말가루로 윤기를 낸다.
   * 말린 조개관자 대신 닭다리 살이나 조개관자 통조림(삶은 것)을 사용해도 된다.

배추절임
1인분 열량 : 63kcal, 염분 : 0.3g

재료(2인분)
- 배추 · 2장 ● 꿀 · 2작은술 ● 생강 · 1/2쪽 ● 고추 · 1/2개 ● 참기름 · 1작은술 ● 소스(● 식초 · 1큰술 ● 설탕 · 1작은술 ● 저염 간장 · 1작은술)

만드는 법
1. 배추는 깨끗하게 씻어서 줄기 부분은 폭 5밀리미터, 길이 10센티미터로 썰고, 잎은 썩둑썩둑 잘라 꿀과 함께 비닐봉지에 넣는다. 비닐봉지채로 섞은 다음 공기를 빼고 입구를 묶어 숨이 죽을 때까지 기다린다.
2. 생강은 채 썰고 고추는 물에 넣어 씨를 뺀다.
3. 냄비에 2와 참기름을 넣고 볶다가 생강 향이 올라오면 물기를 짠 1을 넣어 같이 볶는다. 기름이 골고루 배면 소스를 뿌린 뒤 그릇에 담아 식힌다.

채소주스
1인분 열량 : 119kcal, 염분 : 0g

재료(1인분)
- 무 · 5센티미터 ● 사과 · 1/2개 ● 레몬 · 1/4개 ● 귤 · 1개

다섯째 날

저녁식사

- 양상추파스타
- 라타투이
- 오징어빵가루구이
- 몰로헤이야수프
- 블루베리요구르트젤리
- 채소주스

- 1인분 총열량 **1,003**kcal
- 1인분 총 염분 **1.8**g

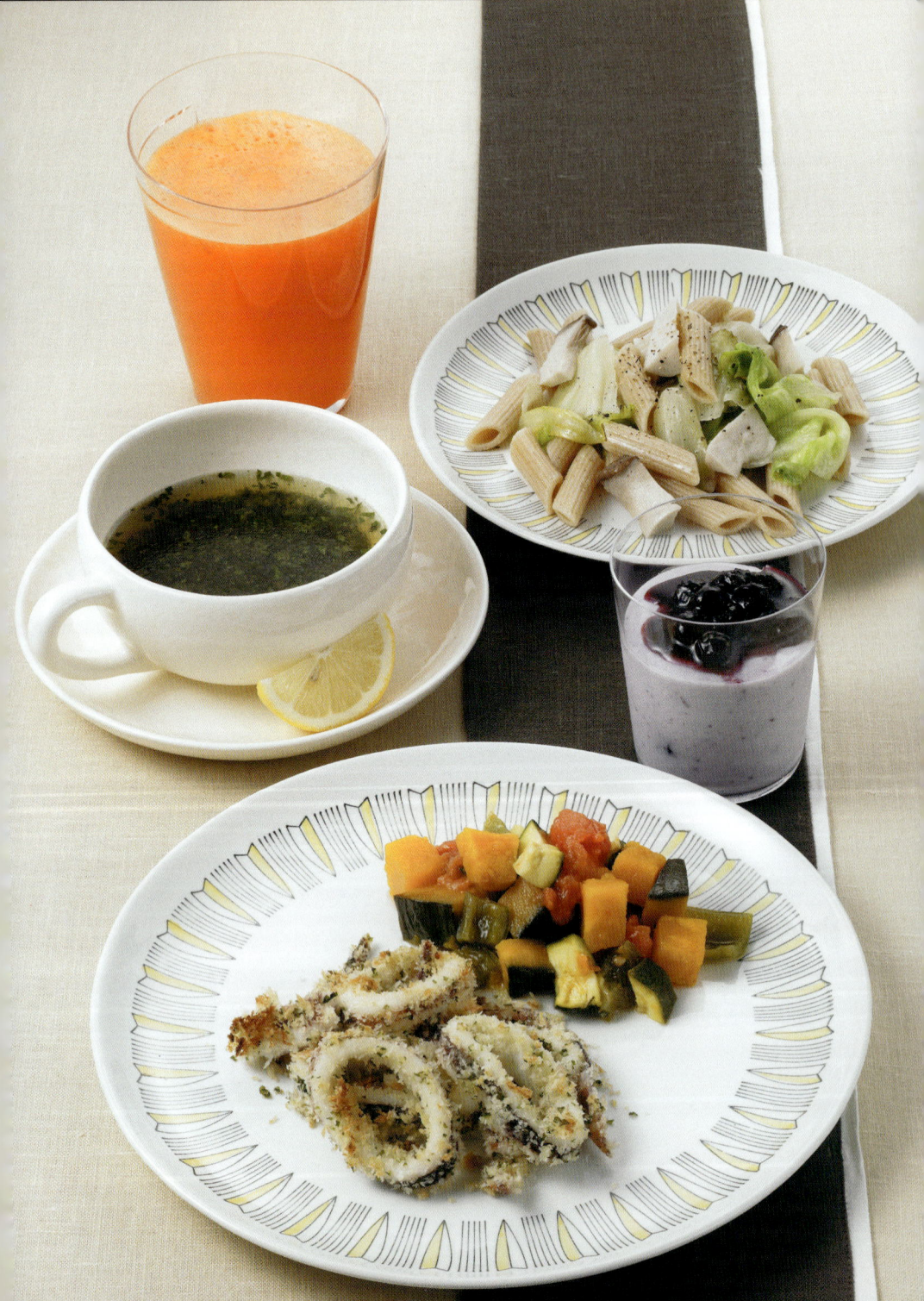

양상추파스타
1인분 열량 : 358kcal, 염분 : 0g

재료(2인분)
- 통밀 펜네(짧은 대롱 모양의 파스타) · 150g ● 새송이버섯 · 1개 ● 양상추 · 1/2개 ● 올리브유 · 1큰술 ● 마늘 · 1쪽
- 고추 · 1개

만드는 법
1 펜네는 끓는 물에 저염 소금(분량 외)을 넣고 포장지에 적힌 대로 삶는다. 펜네가 반쯤 익었을 때 새송이버섯을 넣고, 불을 끄기 전에 썩둑썩둑 썰어둔 양상추도 넣어 한번 저어준다. 재료들이 다 익으면 채에 걸러 물기를 뺀다.
2 마늘은 얇게 썰고 고추는 물에 넣어 씨를 뺀다.
3 프라이팬에 올리브유를 두르고 중간 불에 2를 넣고 서서히 볶는다. 마늘과 고추 향이 올라오면 1을 넣고 잘 섞는다.

라타투이
1인분 열량 : 164kcal, 염분 : 0.1g

재료(2인분)
- 단호박 · 1/8개 ● 양파 작은 것 · 1/2개 ● 피망 · 1개 ● 서양호박 · 1/2개 ● 마늘 · 1/2쪽 ● 토마토 · 1/2개 ● 후추 · 조금 ● 올리브유 · 1큰술 ● 저염 소금 · 조금
- *라타투이는 프랑스 프로방스 지방에서 즐겨 먹는 야채 스튜를 말한다.

만드는 법
1 단호박은 씨를 빼서 한입 크기로 썰고 양파는 도톰하게 썬다. 피망은 옆으로 2등분한 뒤 씨를 빼내고 한입 크기로 썬다. 서양호박은 1센티미터 굵기로 통썰기 하고 마늘은 다진다.
2 토마토는 씨를 뺀다.
3 전자레인지용 그릇에 1을 넣고 후추와 올리브유를 뿌려 가볍게 섞어준 다음 2를 얹는다.
4 뚜껑을 덮고 전자레인지에 8분간 가열한 뒤, 소금을 뿌려 골고루 섞는다(가열 후 토마토는 껍질을 벗긴다).

오징어빵가루구이
1인분 열량 : 160kcal, 염분 : 0.9g

재료(2인분)
- 오징어 · 1마리 ● 후추 · 조금 ● 마른 빵가루 · 1/2컵 ● 분말치즈 · 2큰술 ● 잘게 썬 파슬리 · 1큰술 ● 올리브유 · 2작은술

만드는 법
1 오징어는 내장을 빼고 깨끗이 씻어 물기를 닦아낸 다음, 먹기 좋은 크기로 썰어 후추를 뿌려둔다.
2 마른 빵가루는 손으로 더 잘게 으깬 후 분말치즈와 잘게 썬 파슬리를 섞는다.
3 1을 그라탕 그릇에 넣고 2를 부은 다음 올리브유를 끼얹는다.
4 오븐토스터에 약 7분간 바싹 굽는다.

몰로헤이야수프
1인분 열량 : 36kcal, 염분 : 0.6g

재료(2인분)
- 몰로헤이야 · 1/2단 ● 마늘 · 1쪽 ● 올리브유 · 1작은술
- 분말수프(1작은술)로 만든 수프 · 1.5컵 ● 레몬즙 · 조금

만드는 법
1 몰로헤이야와 마늘을 잘게 썬다.
2 올리브유로 1의 마늘을 볶아 향이 올라오면 수프를 넣고 끓인다. 수프가 끓어오르면 1의 몰로헤이야와 레몬즙을 넣는다.

블루베리요구르트젤리
1인분 열량 : 178kcal, 염분 : 0.2g

재료(2인분)
- 분말 젤라틴 · 1봉(5g) ● 물 · 1/4컵 ● 블루베리잼(당도 낮은 것) · 3+1큰술 ● 플레인 요구르트 · 300g

만드는 법
1 분말 젤라틴을 물에 불린다.
2 1을 중탕으로(전자레인지에 돌려도 된다) 녹이고 여기에 블루베리잼 3큰술과 플레인 요구르트를 섞는다.
3 2의 용기를 얼음물 위에 올려놓고 차게 식힌다.
4 끈끈해지면 틀에 부어 냉장고에서 굳힌다. 블루베리잼 1큰술을 얹어 먹는다.

채소주스
1인분 열량 : 107kcal, 염분 : 0g

재료(1인분)
- 당근 · 1개 ● 셀러리 · 1/2대 ● 링고 · 1/2개 ● 레몬 · 1/4개

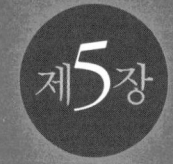

제5장

식사요법으로
암을 치유한 사람들의
이야기

재발한 난소암이 사라지고 인공 항문도 필요 없어졌다

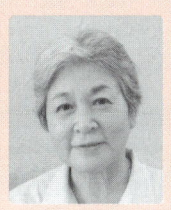

우지이 요코(주부, 64세)

난소암이 S상 결장으로 전이해서 인공 항문까지 달게 되었다

1994년 6월 24일, 전철을 타고 가던 중에 저는 복부에 맹렬한 통증을 느껴 그 자리에 쓰러지고 말았습니다. 구급차로 실려간 병원이 집에서 꽤 멀었던 터라 집 근처의 병원으로 옮겨 정밀 검사를 받았는데, 담당 의사는 "왼쪽 난소가 전암 상태(방치해두면 암이 될 확률이 높은 상태)로 부어 있어 수술로 제거해야 한다"고 하더군요.

그러나 진짜 병명은 '난소암'이었습니다. 제게는 숨기고 남편과 아들에게만 사실을 알린 것입니다.

저는 그것도 모르고 수술은 받고 싶지 않다고 우겼지만, 종양마커 수치가 높아 수술하지 않으면 위험하다는 말을 듣고 선택의 여지가 없었습니다. 종양마커라는 말도 처음 들었지만, 난소에 종양이 있으면 상승하는 CA125의 수치가 580(정상치는 35 이하), CA19-9는 610(정상치는 37 이하)으로 아주 높았습니다.

양쪽 난소와 자궁을 절제했고, 수술 후에는 복부와 온몸에 항암제를 맞았습니다. 물론 그때는 이 사실도 몰랐지요. 그리고 치료 효과를 확인하기 위해 석 달 후에 두 번째 수술이 예정되어 있었습니다.

이것도 나중에 안 사실이지만, 첫 번째 수술에서 예상 외로 암이 넓게 퍼져 오른쪽 난소까지 침투했고, 종양의 막까지 찢어져 있었다고 합니다. 즉 암세포가 복부로 전이될 위험이 있었던 거죠. 이 때문에 치료 효과를 확인하기 위한 2차 수술을 반드시 해야 했습니다. 하지만 저는 왜 또 수술을 해야 하는지, 그 이유를 납득할 수 없었기에 수술을 강하게 거부했습니다.

결국 담당 의사는 제 병이 전암 상태가 아니라 난소암이라고 밝힐 수밖에 없었습니다. 그제야 모든 것을 이해하게 된 저는 예정대로 수술을 받기로 했습니다.

암이라는 말을 들었을 때 '전암 상태'라는 진단을 한 번 받았던 터라 이성을 잃거나 극도로 절망을 하지는 않았지만, 그래도 상당히 충격적이었습니다. 하지만 정보라도 모아야겠다는 생각에 암에 관한 책을 섭렵하고, 텔레비전에서 암 이야기가 나오면 눈이 튀어나올 정도로 집중했습니다.

그러다 보니 하루 종일 암에 대해서만 생각하게 되었습니다. 내가 암에 걸렸다는 사실이 머릿속에서 떠나질 않았지요. 당시 대학교 2학년인 아들에게 "엄마 말이야, 앞으로 얼마나 더 살 수 있을까?" 하고 물은 적도 있습니다. 그러자 평소에는 그렇게 차분하고 온순하던 녀석이 "암이라고 괜히 얘기했어!" 하고 버럭 소리를 지르더니 방에 틀어박혀 나오지를 않는 겁니다.

갑자기 얼굴이 달아올랐습니다. 아들의 고통은 헤아리지도 않고 내 기분만 생각하다니! 저는 어리석고 배려 없는 저의 행동을 깊이 반성하며, 다른 사람 앞에서 한탄을 하거나 우는 짓은 삼가고, 되도록 밝게 행동하겠다고 결심했습니다.

하지만 결심을 굳게 해도 밤에 혼자가 되면 어쩔 수 없이 눈물이 흘러나왔습니다. 눈물로 밤을 지새우기를 석 달, 신기하게도 마음이 진정되더니 죽음을 받아들일 각오를 하게 되더군요.

그리고 다음 해인 1995년 2월에 두 번째 수술을 받았습니다. 이 수술에서는 골반 내의 림프절과 대망(장 전체를 싸고 있는 넓은 막)을 절제했습니다.

일주일 후 담당의사는 절제한 조직을 검사해보니 암세포는 어디에도 없었다고 말했습니다. 저는 펄쩍 뛸 정도로 기뻤습니다. 세상의 모든 것에 감사하고 싶은 심정이었지요.

퇴원 후 저는 그동안 알게 된 지식을 식사에 적용하기로 했습니다. 막연하기는 하지만 암과 식사의 관계를 어느 정도 알게 되었기 때문입니다. 되도록 직접 만든 음식을 먹고 설탕 대신 꿀을 이용했습니다. 암이 발견된 초기부터 생약 성분 중 하나인 동충하초와 아버님이 만들어주신 약주(藥酒)도 먹고 있었지요.

이렇게 노력하고 있다는 생각 때문인지 수술 후에는 몸 상태가 좋아져 병이 완전히 나은 듯한 기분이 들었습니다. 1년 후부터는 정기검사도 받지 않았습니다. 하지만 암은 그렇게 쉽게 떨어져나갈 만큼 만만한 병이 아니었습니다.

9년 후인 2004년 4월 갑자기 복부에 격렬한 통증을 느껴 병원으로 달려갔는데, 장 폐색증(장이 부분적으로 또는 완전히 막혀 장 내용물이 통과하지 못하는 질환)이라는 진단을 받았습니다. 다행히 일주일 입원해서 수술 없이 주사만으로 나았습니다.

하지만 폐색증이 예전에 앓았던 난소암과 관계가 있는 것은 아닌지 걱정이 되어 석 달 후 난소암 수술을 받은 병원에서 다시 대장 검사를 받았습니다. 적은 양이기는 하지만 항문에 출혈이 있는 것도 신경 쓰였습니다. 검사 결과 항문의 출혈은 치질 때문인 것으로 밝혀져 안심했지요.

이 일이 있은 직후 남편이 미국 시애틀로 발령을 받아 저도 같이 미국으로 가서 생활하게 되었습니다. 그런데 이때부터 우리 부부는 계속 불행한 일을 겪어야 했습니다.

시애틀로 간 지 몇 달 후인 2005년 3월에 남편이 간암 판정을 받은 것입니다. 게다가 앞으로 반년밖에 살지 못한다니, 암 걱정은 제가 하고 있었는데 정말이지 청천벽력 같은 소리였습니다.

남편은 입원을 하고 투병생활을 시작했습니다. 그런데 같은 해 6월 13일, 이번에는 제가 변기가 새빨개질 정도로 엄청난 양의 하혈(위나 장에서 나온 혈액이 항문으로 배출되는 것)을 했습니다. 정밀 검사를 받은 결과 'S상 결장암'이라는 진단을 받았습니다.

　S상 결장은 대장 중에서 이름 그대로 S자 모양을 한 부분으로, 항문 바로 앞의 직장과 이어져 있습니다. 난소암이 이곳으로 전이된 것입니다. 저는 진단 결과를 냉정하게 받아들였습니다. 앞에서도 이야기했듯이 난소암 판정을 받았을 때 울 만큼 울었고, '사람은 누구나 언젠가는 죽는다. 다만 그때가 좀 더 일찍 올지 늦게 올지가 다를 뿐'이라는 사실을 깨달았기 때문입니다.

　무엇보다 남편의 몸이 걱정되었습니다. 둘 다 쓰러지면 큰일이니 저라도 바짝 정신을 차려야 한다고 생각했습니다.

　S상 결장 수술을 받은 것은 7월 5일이었습니다. 그런데 막상 배를 열어보니 난소가 있던 위치(복막)에도 암이 재발해, 그곳도 같이 절제를 해야 했습니다. 수술 전에는 인공 항문을 달 필요가 없다는 말을 들었지만, 수술에서 깨어나 보니 배꼽 옆에 대변을 모아두는 주머니가 달려 있더군요. 담당 의사는 인공 항문을 단 것은 재발암을 더 이상 자극하지 않기 위해서라고 설명했습니다. 난소 부위의 재발암이 확실히 완치되면 떼어내고 자연스럽게 배변을 할 수도 있다고 했습니다.

　7월 9일에 퇴원을 하자마자 그길로 바로 호스피스에 있는 남편을 만나러 갔습니다. 절 보자 남편은 같이 집으로 돌아가고 싶다고 아이처럼 조르더군요. 저 역시 남편을 데리고 가고 싶었지만 수술 후의 통증이 가라앉지 않은 상태여서, 내일 꼭 데리러 올 테니 하루만 견디라고 말하고 집으로 돌아왔습니다.

그날 밤 저는 진통제를 먹고 잠시 눕는다는 것이 그대로 아침까지 곯아떨어지고 말았습니다. 그사이에 남편이 위독하다는 전화가 왔던 모양입니다. 밤 9시에 남편이 돌아오지 못할 사람이 된 것을 다음 날 아침에야 알았습니다. 가슴이 찢어질 듯이 아팠습니다. 남편에게 너무나, 너무나 미안했습니다. 데리고 돌아올 걸 하고 후회했지만 늦은 일이었지요. 이 일은 제가 평생 가슴에 안고 살아가야 하는 아픈 기억이 되었습니다.

7월 20일, 저는 한줌의 재가 되어 아들의 품에 안긴 남편과 함께 일본으로 돌아왔습니다. 집에 도착하자 온몸에 힘이 쭉 빠져 그대로 쓰러지고 말았습니다. 몸을 제대로 움직일 수가 없더군요. 그 즉시 예전에 수술을 받았던 대학병원에 입원을 했습니다.

항암제의 고통에 비하면 아무것도 아니다

그 후 도립 오쓰카 병원을 소개받고 그쪽으로 병원을 옮기게 되었습니다. 여기서 알게 된 분이 당시 그 병원의 부원장이었던 와타요 다카호 선생님입니다.

와타요 선생님은 암을 억제하는 식사요법을 지도해주신 분입니다. 나중에 안 사실이지만, 제 몸속에는 아직도 암세포가 남아 있었으나, 체력이 너무 떨어져 있어 수술이나 항암제 투여가 어려운 상황이었습니다.

어느 정도 체력을 회복하고 일단 퇴원을 했지만 10월이 되자 종양마커가 급속도로 올라가기 시작했습니다. 11월에 다시 입원을 해서 CT 검사를 받아보니, 난소가 있던 곳에 4센티미터나 되는 종양이 또렷이 자리 잡고 있었습니다.

산부인과에서는 체력이 회복되었다고는 하나 수술을 네 번이나 받는 것은 위험하다고 판단해 항암제로 치료할 것을 권했습니다.

한편 와타요 선생님은 항암제는 최소한만 사용하고, 식사요법을 더욱 철저하게 지켜 나가자고 하시더군요. 와타요 선생님의 식사 지도 방침은 제가 막연히 갖고 있던 생각과도 일치했습니다. 저는 아주 이치에 맞는 치료법이라고 생각했습니다. 그래서 항암제 치료를 끝내고 퇴원한 12월부터 더욱 적극적으로 식사요법에 매달리게 되었습니다.

제가 하고 있는 식사요법은 와타요 선생님의 기본 방침 안에서 저 나름대로 여러 가지 방법을 고안해서 섞은 것입니다. 구체적인 식단은 다음과 같습니다.

아침에 일어나면 미네랄워터에 레몬즙(레몬 1개 분량)을 섞어 한 잔 마시고, 30분 정도 산책한 뒤 사과주스를 한 잔 마십니다. 아침주식은 현미나 백미에 보리를 섞은 밥이나 오트밀입니다. 여기에 가다랑어포, 마른 멸치, 마른 새우, 바닷말, 파래, 깨, 콩가루, 잣, 아몬드 파우더, 동충하초 분말을 믹서에 간 것을 3작은술 뿌려 먹습니다. 부식은 파, 부추, 오크라, 쑥갓 등 제철 채소를 잘게 썰어 낫토와 무즙에 섞은 것입니다. 뿌리채소가 들어간 된장국도 빠질 수 없는 메뉴입니다.

점심에는 생강, 향신료, 대파 등을 넣은 메밀국수와 레몬즙으로 맛을 낸 토마토, 양파, 아보카도와 통밀 식빵으로 만든 샌드위치, 딸기잼(집에서 직접 만든 것)을 넣은 요구르트 등을 주로 먹습니다.

저녁은 현미나 백미에 보리를 섞은 밥에 생두부, 레몬즙을 뿌린 생선회나 정어리, 전갱이, 연어, 새우, 게, 뼈째 먹는 생선 등 여러 가지 어패류를 살짝만 간을 해서 먹습니다. 당근, 감자, 표고버섯, 곤약, 죽순 등을 담백하게 졸인 것도 자주 해먹는 요리입니다.

그 밖에 저염 다시마와 생강을 달짝지근하게 졸여서 냉동시켜놓고 밥에 섞어 먹기도 합니다. 국이나 조림 등에 쓰이는 맛국물은 가다랑어포, 멸치, 미림, 간장(소량)을 넣고 끓여서 우려냅니다.

제가 식사요법에서 기본 방침으로 삼고 있는 것은 다음과 같은 것들입니다.

- 섭씨35도대의 체온을 36도대로 올리기 위해(암세포의 활동은 체온이 섭씨35도대일 때 가장 활발하다) 몸을 따뜻하게 하는 생강을 매일 먹는다.
- 동물성 식품은 어패류를 중심으로 하며, 닭고기는 일주일에 한두 번만 먹고 쇠고기와 돼지고기는 먹지 않는다.
- 채소는 뿌리채소 중심으로 신선한 것을 농가에서 직접 구입해 사용하며, 대부분 쪄서 레몬즙을 뿌려 먹는다.
- 소금(천연소금), 기름(올리브유나 참기름)은 극히 적은 양만 사용한다.
- 수분은 많이 섭취한다. 삼백초차, 홍차, 우롱차, 녹차, 뿌리채소 수프, 두

유 등을 하루에 1.5리터 이상 마신다.
- 외식은 한 달에 두 번 정도로 그치고, 초밥과 직접 손으로 뽑아낸 메밀국수 외에는 먹지 않는다.

처음에는 제대로 지킬 수 있을지 걱정했지만, 막상 해보니 항암제로 인한 고통에 비하면 아무것도 아니었습니다. 저는 약 자체가 몸에 잘 맞지 않는 체질이어서, 항암제를 계속 사용하다 보니 알레르기 반응이 심각했습니다. 약만 먹으면 온몸이 가렵고 잠도 잘 수 없었지요.

더 이상 항암제 치료를 받지 못하겠다는 생각이 들었습니다. 그래서 와타요 선생님께 난소 부위에 재발한 암을 절제하고 인공 항문을 떼어내는 수술을 부탁했습니다. 2007년 1월에 수술을 받기로 했는데, 와타요 선생님이 '역시 항암제로 치료하는 것이 좋겠다'고 반대해 수술이 취소되었습니다. 9월쯤에 다시 생각해보자고 하셨지요.

그런데 와타요 선생님이 다른 병원으로 가시게 되어, 부랴부랴 다른 병원을 소개받아 9월에 수술을 받기로 했습니다. 그런데 수술 직전에 검사를 했더니, 놀랍게도 복부의 암이 완전히 사라진 것이 아닙니까! 덕분에 절제 수술을 할 필요도 없게 되어 인공 항문을 제거하는 수술만 했습니다. 항암제로 암의 크기가 줄기도 했지만, 그래도 완전히 사라지게 된 것은 식사요법 때문이었을 겁니다.

암도 사라지고 인공 항문도 떼어내니 몸이 너무나 가뿐했습니다. 종양마커는 기준치를 유지하고 있었고, 총 콜레스테롤 수치는 한때

270mg/dl이었던 것이 225mg/dl로 떨어졌습니다(기준치는 130~219mg/dl). 지금은 "도저히 큰 병을 앓은 사람으로는 보이지 않는다"는 말을 들을 정도로 건강하고 안색도 좋습니다.

저의 부모님은 현재 97세와 92세로, 두 분 모두 아직까지 건강하게 생활하고 있습니다. 가족력이 없는데도 제가 암에 걸린 이유를 생각해 보니, 역시 식생활이 가장 큰 문제였던 것 같습니다. 원래 육식을 좋아하지 않았는데, 결혼한 후 남편의 식성에 맞추다 보니 육식을 많이 하게 된 것이지요.

지금도 저는 와타요 선생님에게 배우고 나름대로 얻게 된 지식과 정보를 바탕으로 식사요법을 계속 실천하고 있습니다. 현재 저는 암을 억제하는 데만 초점을 맞춘 식사가 아니라, 진정한 의미에서 몸에 좋은 식사를 하고 있습니다. 약에 의지하지 않고 몸을 건강하게 지탱해 주는 식품을 먹는 것이 무엇보다 중요하다는 것을 몸으로 느끼고 있습니다.

지금 저는 죽음이 두렵지 않습니다. 하지만 식사요법을 계속해서 남편 몫까지 살고 싶습니다. 이것이 먼저 떠난 남편을 기쁘게 하는 일이며, 부모님에게도 효도하는 길이라고 생각하니까요.

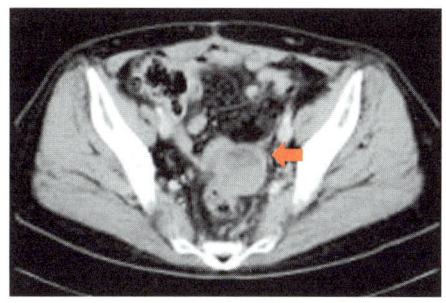

2005년 1월 촬영한 우지이 씨의 복강 내 CT 영상.
골반 아랫부분에 직경 4센티미터의 전이암이 보인다(화살표).

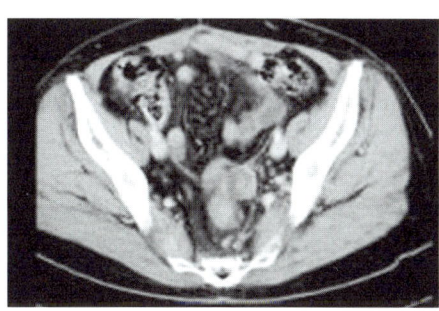

2007년 2월 촬영한 영상.
항암제와 식사요법을 병행한 후 암이 깨끗이 사라졌다. 덕분에 인공 항문도 필요가 없어졌다.

우지이 씨의 종양마커와 림프구의 변화

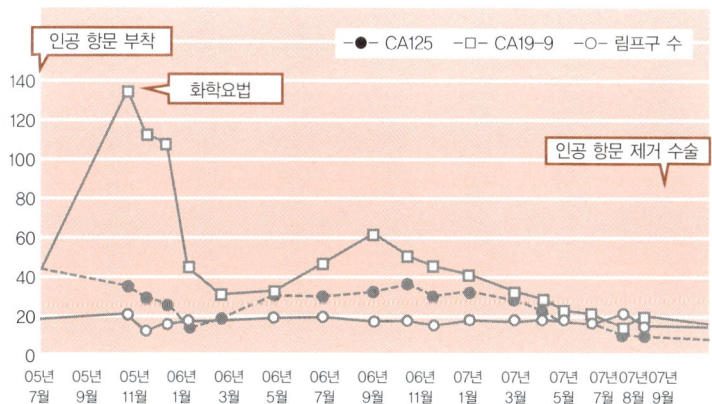

식사요법으로 암을 치유한 사람들의 이야기 | 197

저자의 코멘트

우지이 씨는 10년 전에 발병한 난소암이 대장으로 전이해 미국에서 절제 수술을 받았다. 이때 인공 항문을 다는 수술도 같이 받았다고 한다.

일본에 귀국한 후 지인의 소개로 나를 찾아왔는데, 검사 결과 난소가 있던 자리의 복막(복부의 장기 표면을 덮고 있는 막)에 큰 암 덩어리가 발견되었다. 위치와 크기를 보니 외과수술은 어려울 것 같아 수술 없이 항암제만 두 차례 투여했다. 그렇게 해서 암이 절반 정도의 크기로 줄어들자 본격적으로 식사요법을 시작했다.

이처럼 항암제는 적절히 사용하면 암을 줄이는 데 큰 효과가 있다. 그렇다고 언제까지고 계속할 수는 없다. 항암제를 오랫동안 다량 사용하면 면역력이 떨어져, 결과적으로 오히려 암이 쉽게 재발하기 때문이다.

따라서 나는 면역력을 유지하는 범위에서 적정한 양의 항암제를 단기간 사용해 암의 기세를 약화시키고, 동시에 식사요법으로 면역력을 높이는 방법을 환자들에게 권하고 있다. 물론 항암제를 어느 정도로, 어떻게 사용하는지는 경우에 따라 다르다. 내 경험으로는 현재 일반적으로 사용하는 기준치는 대부분 용량이 너무 많아 면역력을 떨어뜨리는 경우가 많다.

항암제를 투여할 때 가장 중요한 것은 양을 철저하게 조절하는 것이며, 이것은 의사의 역량에 달려 있다. 또한 항암제를 주의 깊고 세밀하게 처방해야 식사요법도 더욱 효과를 발휘할 수 있다.

우지이 씨는 내가 식사 지도를 하기 전부터 나름대로 식사에 신경을 쓰고 있었기 때문에, 식사요법을 자연스럽게 받아들였다. 내가 제시한 식사 지침을 따르면서 여러 가지를 궁리해보고 연구하는 자세도 병을 치유하는 데 크게 도움이 되었다.

이러한 노력의 결과로 종양마커는 정상으로 돌아왔고 화상 진단을 할 때마다 암의 크기가 점점 작아진 것을 확인할 수 있었다. 얼마 후 우지이 씨는 암을 절제하고 인공 항문을 떼어내는 수술을 희망했다. 물론 병원 측에서는 반대 의견도 있었지만, 충분한 검토를 거친 후에 우지이 씨의 뜻에 따르기로 결정했다. 하지만 놀랍게도 수술 직전에 남아 있던 암이 완전히 사라진 것으로 확인되면서 인공 항문 제거 수술만 받으면 되었다. 그 결과에 우지이 씨가 크게 기뻐했음은 물론이다.

우지이 씨는 수술을 하기 전에 항암제를 거부했다. 암이 줄어든 것을 보고 식사요법으로 면역력을 높일 수 있다는 자신감이 생겼기 때문일 것이다. 나는 의학적으로 철저히 검토를 한 후 우지이 씨의 뜻에 따르기로 결정했다. 치료를 무조건 거부하는 것은 바람직한 일이 아니지만, 이처럼 희망을 갖고 담당의사와 여러 가지 가능성을 논의하는 자세는 병을 치료하는 데 중요한 역할을 했다.

유방암 절제 후 온몸으로 퍼진 전이암이
항암제를 사용하지 않고도 줄어들었다

모테기 마키코(가명, 주부, 55세)

항암제 치료를 하지 않으면 기다리는 건 호스피스뿐?

"암이 온몸에 퍼져 수술이 불가능합니다."

2006년 9월 어느 날, 담당의사는 이렇게 청천벽력 같은 선고를 했습니다. 10년 전에 절제 수술을 받은 유방암이 온몸으로 전이됐다는 것입니다.

양쪽 폐, 폐 림프절, 기관지, 왼쪽 부신, 뇌, 두개골, 가슴등뼈(흉추, 척추의 가슴 부분), 오른쪽 늑골, 허리등뼈(요추, 척추의 허리 부분)에서 암이 확인되었습니다. 말 그대로 암세포가 온몸에 퍼진 상태였습니다. 특히 양쪽 폐는 '다발성 전이(암이 여러 군데로 흩어져서 전이한 것)'로, 누군가는 마치 별이 총총히 박혀 있는 것 같다고 표현하더군요.

저는 이렇게 암이 온몸에 퍼져 있을 줄은 꿈에도 몰랐습니다. 이 사실을 알게 된 것도 봄부터 시작된 기침 때문이었습니다. 몇 달이 지나도 진정될 기미가 보이지 않아 뢴트겐 검사를 받게 되었지요. 10년 전의 유방암과 관계가 있을 것이라는 생각은 전혀 하지 않고, 호흡기 문제로만 여기고 병원에 갔습니다.

1996년에 유방암이 처음 발견되었을 때는 스스로 이상을 감지했습니다. 가슴에 멍울이 잡혔기 때문입니다. 병원에 가서 검사를 받아보니 1센티미터 정도의 암이 발견되어, 즉시 유방온존요법(암 부위만 절제하는 수술)을 받았습니다.

그 후 정기적으로 유방암 검사를 받았지만 10년 동안 특별한 이상이 발견되지 않았기 때문에 저는 암이 깨끗이 나았다고 생각했습니다.

하지만 뢴트겐 검사 결과 이상이 발견되었습니다. 즉시 공립병원으로 옮겨 CT 검사, MRI 검사, 혈액 검사, 기관지 내시경 검사, PET 검사(몸 어디에 암세포가 있는지 조사하는 검사)를 받았습니다. 검사 결과 '온 몸이 암 덩어리'였던 것입니다.

검사를 받으면서 뭔가 문제가 있다는 느낌이 들었지만, 진단 결과는 상상을 초월하는 최악의 상태였습니다.

제가 살고 있는 곳은 오사카였고 당시 남편은 도쿄로 홀로 부임해 있었기 때문에, 남편 대신 친구 두 명과 함께 검사 결과를 들으러 갔습니다. 담당의사는 검사 결과를 듣고 충격을 받은 우리에게 이렇게 말했습니다.

"다행히 암이 증식하는 속도는 빠르지 않으니, 뇌와 두개골 치료는 잠시 미루고 우선 항암제 치료부터 시작합시다."

그러나 저는 항암제를 사용하기가 꺼려졌습니다. 유방암 수술을 받고 어느 정도 건강을 회복한 큰어머님이 항암제 치료를 받은 뒤에 고통 속에서 세상을 떠나는 것을 지켜봤기 때문입니다. 항암제 치료는 받고 싶지 않다고 이야기하자 담당의사는 그러면 머지않아 호스피스로 가게 될 것이라고 말하더군요. 낙담한 저는 일단 집으로 돌아왔습니다.

연락을 받고 황급히 오사카로 돌아온 남편은 담당의사 말대로 항암제 치료를 받으라며 화를 냈지만, 저는 뜻을 굽히지 않았습니다. 남편과 함께 의사를 찾아가 자세한 이야기를 들은 후에도 마음이 바뀌지 않았던 저는 남편이 있는 도쿄에서 치료를 받기로 하고 진료 데이터를 받아 집으로 돌아왔습니다.

도쿄에서 치료를 받겠다고 했지만 특별히 믿는 구석이 있었던 것은 아닙니다. 하지만 한 가지 생각하는 것은 있었습니다. 바로 '거슨요법'이었지요.

친구 아버님이 암선고를 받고 멕시코로 가서 거슨요법을 받았던 일이 떠올랐습니다. 두 달밖에 살지 못한다는 시한부 선고를 받았는데, 돌아왔을 때는 믿기지 않을 정도로 몸이 건강해져 있었습니다. 거슨요법에 대해 자세히 알지는 못했지만, 이 일로 저는 식사가 중요하다는 것을 막연하게나마 깨달았습니다.

저 역시 유방암 수술을 받은 뒤 거슨요법에 대한 책을 닥치는 대로 읽으면서 당근주스를 마시거나 채소를 먹는 등 나름대로 식사요법을 시작했습니다. 하지만 시간이 흐르니 긴장도 풀리고 암에 대한 공포도 서서히 사라지더군요. 결국 2년 정도 하다가 그만두고 말았습니다.

암이 온몸에 퍼져 수술도 불가능한 상태에서 저는 지푸라기라도 잡는 심정으로 다시 거슨요법에 대한 정보를 모으기 시작했습니다. 거슨요법으로 암을 극복한 호시노 요시히코 선생님의 병원도 찾아가 보았습니다. 하지만 예약이 꽉 차서 진료를 받을 수 없었습니다. 대신 호시노 선생님의 책에 소개된 의성회(醫聖會, 거슨요법을 보급하고 유기농 채소를 통신 판매하는 모임)에 부탁해서 자료를 받았습니다.

자료에 소개된 여러 명의 강사 중 한 분이 제 눈길을 끌더군요. 바로 와타요 다카호 선생님입니다. 당시 와타요 선생님은 도립 오쓰카 병원의 부원장이었는데, 도립병원의 부원장이 암 식사요법을 선도하는 모임에서 강연을 한다는 것이 인상적이고 왠지 신뢰가 갔습니다. 선생님을 만나 뵙고 진찰을 받아야겠다는 생각이 들었습니다.

그길로 바로 의성회의 식사요법 강연회에 예약을 하고 남편과 함께 참가했습니다. 자료에는 개인적으로 질문을 하는 것은 삼가달라는 주의사항이 적혀 있었지만, 혹시라도 하는 마음에 진료 데이터까지 몽땅 챙겨들고 갔지요. 결과적으로 강연회를 들으러 갔던 10월 29일은 저의 '운명의 날'이 되었습니다.

강연회가 끝나자 저는 실례를 무릅쓰고 와타요 선생님을 찾아가 "선생님, 이것 좀 봐주십시오!" 하고 진료 데이터를 불쑥 내밀었습니다. 선생님은 심각한 표정으로 데이터를 보시더니 내일 병원으로 와보라고 하셨습니다.

다음 날 병원으로 찾아갔을 때 선생님은 다른 것은 둘째치고 뇌는 치료해야 한다고 하시면서 산아이 병원을 소개해주셨습니다. 도립 오쓰카 병원의 유방외과 전문의도 주선해주셨고요.

유방외과 선생님은 여러 가지 검사를 마친 뒤, 암의 성질을 고려할 때 호르몬제만으로도 효과를 기대할 수 있으므로, 항암제는 사용하지 않고 호르몬제를 맞는 것이 어떻겠냐고 하셨습니다. 저는 와타요 선생님을 신뢰했기에 이 병원에서라면 항암제 치료도 받을 용의가 있었습니다. 게다가 '호르몬제만으로'라는 말을 들으니 역시 안심이 되더 군요.

그 후 산아이 병원에 2주간 입원해서 하야시 모토히로 선생님으로부터 뇌종양 감마나이프(방사선의 일종인 감마선으로 머리를 절개하지 않고 병소를 제거하는 치료법) 시술을 받았고, 고바라 다쿠마 선생님한테서 두개골의 전이암 절제 수술(두개골을 절개함)을 받았습니다. 두 분 모두 그 분야에서는 일인자였기 때문에 저에게는 큰 행운이었습니다. 수술에 대해 자세히 설명해주셨기에 수술도 안심하고 받을 수 있었죠.

수술을 무사히 끝마치고 퇴원하던 날 와타요 선생님은 제 병실을 찾아와서 "고생하셨습니다. 이제 괜찮아질 겁니다" 하고 제 손을 따뜻하게 잡아주셨습니다. 그 순간은 아마도 평생 제 마음속에 남을 것 같습니다.

회사의 배려로 남편도 오사카로 자리를 이동해 퇴원 후에는 함께 오사카로 돌아왔습니다. 두세 달에 한 번씩 도쿄로 가서 진찰을 받기로 하고 집에서 투병생활을 시작한 것입니다.

한 가지 문제는 퇴원 전후부터 시작된 요통이었습니다. 허리등뼈로 전이한 암이 압박골절(약해진 뼈가 납작하게 뭉개지듯이 골절하는 것)을 일으켰기 때문입니다. 요통이 너무나 심해서 코르셋을 해도 신경이 계속 자극되기 때문에 거의 효과가 없었습니다. 극심한 고통이 몰려오면 걷지도 못하고 거의 기면서 생활할 정도였지요.

그나마 좌약으로 된 진통제를 넣으면 몇 시간은 통증이 가라앉았습니다. 그렇게 통증이 수그러들면 집안일이나 다른 용무를 잠깐씩 보곤 했지요. 남편과 시어머니, 친구들의 도움이 없었다면 이겨내기 힘든 생활이었습니다.

요통과 기침이 완치되어 직장으로 복귀하다

요통으로 고통받으면서도 주변의 도움 덕분에 퇴원 후에는 철저한 식사요법을 시작할 수 있었습니다. 물론 지금도 계속하고 있지요. 제가 하고 있는 식사요법의 핵심 내용은 다음과 같습니다.

당근주스는 먹을 때마다 주서로 짜서 하루에 세 번, 400~500밀리리터씩 마십니다. 기본적인 주식은 현미에 10가지 잡곡(조, 수수, 녹두, 옥수수, 흑미 등)을 섞어 아침 점심 저녁, 한 공기씩 먹습니다. 반찬은 여러 가지 채소와 버섯을 생으로 먹을 때도 있고 찌거나 구워서 먹기도 합니다. 구울 때는 석쇠에 바로 굽거나 버섯의 경우는 알루미늄호일에 싸서 구워 먹을 때가 많습니다. 채소 외에 두부나 낫토도 단골 메뉴지요.

간을 할 때는 소금은 전혀 쓰지 않고 저염 간장을 아주 조금 넣습니다. 요리에 따라서는 아주 적은 양의 소스를 쓸 때도 있고요. 그리고 레몬즙을 뿌리거나 미림을 조금 넣어서 맛에 변화를 줍니다. 조미료는 전부 자연식품점에서 구입합니다.

간식으로는 과일을 얹은 요구르트를 매일 먹고, 현미 떡에 흑설탕을 조금 넣고 구운 팥을 곁들여 먹을 때도 있습니다.

식사요법을 시작하고 1년이 지났을 무렵부터는 한 달에 두세 번 흰 살 생선도 먹고 있지만, 기본 원칙은 그대로 지키고 있습니다.

전문가 뺨치는 요리 실력을 갖고 있는 남편은 주말이면 가족을 위해 식사를 준비하고 제게도 다양한 메뉴의 거슨식 식사를 만들어줍니다. 남편이 만들어주는 요리 중에 제가 가장 좋아하는 메뉴는 물에 녹인 통밀가루에 참마와 감자 간 것과 잘게 썬 양배추를 넣어 구운 것입니다. 노릇노릇하게 구워서 우스터소스를 살짝 뿌려 먹으면 그야말로 환상적이지요. 식초로 살짝 간을 한 현미밥에 얼린 두부나 당근, 표고버섯, 차조기, 시금치 등을 올려서 김에 싼 현미 채소 김밥도 제가 좋아하는 메뉴입니다.

입원한 후부터 퇴원해서 몇 달 동안은 매일같이 호시노 선생님의 저서 《암과 싸우는 의사의 거슨요법》 중에서 '거슨요법으로 암을 이긴 사람들의 증언' 부분을 반복해서 읽거나, 앤드루 웨일 박사의 CD북

《내추럴 헬스, 내추럴 메디신》을 들으며, "나는 낫는다, 나을 수 있다, 좋아진다……"고 자신에게 되뇌었습니다.

한 가지 문제는 오사카에서 주치의를 찾는 것이었습니다. 도쿄에는 두세 달에 한 번씩 가기 때문에 그사이에 진료를 받을 병원이 필요했지만, 온몸에 암이 퍼진 저 같은 환자를 받아주는 곳은 좀처럼 없었습니다.

소개장을 들고 찾아간 병원에서 지금까지의 치료와 현재 상황을 들은 담당의사는 "항암제 치료를 받지 않는다니 믿을 수가 없다"며 기가 막혀 했습니다. 지금 할 수 있는 것은 식사요법뿐이니 최선을 다해 노력하고 있다고 하자 이렇게 말하더군요.

"모테기 씨 같은 분은 환자가 아니라 신자라고 하죠."

물론 그 의사가 무슨 나쁜 뜻이 있어서 이렇게 말한 것은 아닙니다. 바쁜 중에도 한 시간이나 할애해서 '(자기 멋대로 하는) 암 식사요법의 위험성'에 대해 설명하고, 어쭙잖게 주워들은 식사요법으로 생명을 잃은 환자들을 많이 봐왔다는 이야기도 해주었으니까요.

저 역시 어설프게 식사요법을 시작했다가 중간에 그만둔 경험이 있었기 때문에 충분히 이해하는 바였습니다. 그래서 이번에야말로 전문가에게 지도를 받으며 제대로 할 생각이었지요. 하지만 이 병원은 식사요법에 대한 생각이 너무나 달라 포기할 수밖에 없었습니다.

뇌전문 병원에도 가보았지만, 제 경우는 전신암이기 때문에 치료법을 선택하기보다 목숨부터 먼저 생각하라는 충고를 들었습니다. 이곳도 역시 포기했지요.

다행히 대체의학을 수용하는 의사들의 모임에 등록을 하면서 그중 한 분에게 진찰을 받게 되었습니다. 이후 매달 혈액 검사와 석 달마다 CT, MRI 검사를 받으며, 그분이 추천해준 '조메타(Zometa, 일반 명칭은 졸레드로네이트)'라는 골 전이암 치료제도 맞고 있습니다. 물론 와타요 선생님의 지도와 조언도 함께 받고 있지요.

덕분에 허리 통증이 조금씩 나아져 반년쯤 지나자 완전히 사라졌습니다. 가끔 저릴 때가 있었지만 지금은 그것도 전혀 느낄 수 없답니다. 전반적으로 몸 상태가 좋아져 2007년 7월부터는 일을 다시 시작했습니다. 일주일에 두 번만 나가면 되는 이비인후과의 간호 조무사였기 때문에 크게 무리는 없었습니다.

2008년 5월에 뼈 검사를 받았는데 좋은 결과가 나왔습니다. 전체적으로 골 전이암세포 성분이 감소하고 뼈가 단단해지기 시작했으며, 골절은 확인되지 않았던 것입니다. 폐의 림프절 전이는 '축소 경향', 폐 전이는 '축소', 왼쪽 부신의 전이는 '축소 경향', 다발성 전이병변은 '전체적으로 축소 경향'이었지요.

같은 해 7월에 받은 혈액 검사에서는 유방암의 대표적인 종양마커인 'CEA(기준치는 5 이하)'가 3.8, CA15-3(기준치는 30 이하)이 13으로 낮아지고, 면역력을 나타내는 림프구 수치도 한때는 738까지 떨어졌지만 1,749로 회복되었습니다.

더욱 놀라운 것은 12월에 받은 PET 검사 결과였습니다. PET 검사에서는 암세포가 있는 부분이 검게 나옵니다. 그런데 2년 3개월 전에는 절망스러울 정도로 많았던 검은 부분이 전부 사라진 것이 아닙니까! 제 눈을 의심할 정도로 놀라운 결과였습니다. 눈물이 날 만큼 기뻤지요.

그리고 전혀 관계가 없을 것 같은 치주염(흔히 말하는 풍치로, 염증이 잇몸이나 잇몸 뼈 주변까지 진행하는 질환)까지 나았습니다. 이것은 정말 생각지도 못한 결과였습니다. 치과에 다니기 시작한 2004년도에는 치아 대부분이 흔들려서 전부 틀니를 해야 할지도 모른다는 말을 들었으니까요. 그런데 식사요법을 시작한 후 잇몸에 탄력이 붙기 시작하더군요. 지금은 아주 건강해져서 흔들거리는 치아는 2~3개뿐입니다. 치과에서도 깜짝 놀라더군요.

얼마 전 옷장을 정리하다가 뇌수술 후에 짧게 자른 머리를 감추라고 딸이 선물해준 검은 털모자와 수술 경과를 메모한 수첩을 옷장 구석에서 발견했습니다. 이것을 본 저는 울컥하고 감정이 복받쳐올라 거의 통곡을 하듯 큰 소리로 울었습니다. 암 선고를 받고 고통스러운 투병 과정 중에도 그렇게 운 적이 없었는데 말입니다.

'전신암'이기 때문에 가망이 없다는 말을 숱하게 들었지만 죽는다는 생각은 한 번도 한 적이 없습니다. 오히려 아들과 딸이 새로운 가정을 만들어 행복하게 사는 것을 볼 때까지 '절대로 죽을 수 없다'고 생각하고, 도저히 희망을 가질 수 없는 상황에서도 마음을 굳게 다잡았지요. 그런데 수술 후에 썼던 검은 모자를 본 순간 지금까지의 일이 주

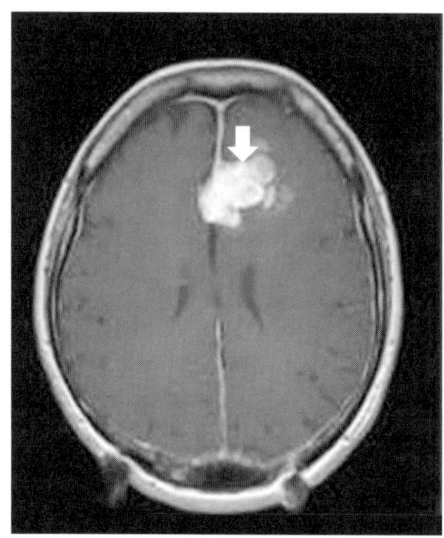

2006년 10월의 화상. 화살표 부분이 뇌(두정엽)로 전이된 직경 3.5센티미터 크기의 암이다.

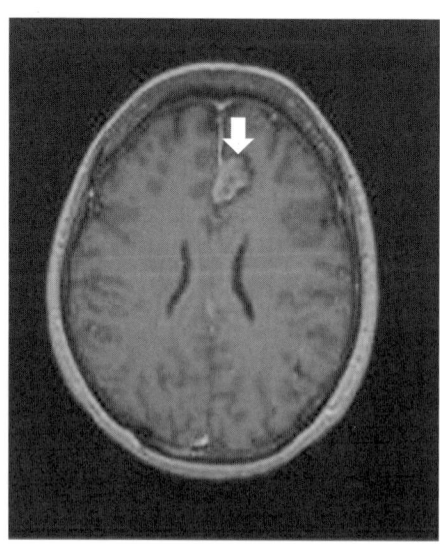

2008년 5월의 화상. 감마나이프 시술을 하고 1년 반 동안 식사요법을 계속한 결과 암이 눈에 띄게 작아졌다. 이때의 검사에서는 허리등뼈, 폐, 부신 등으로 전이된 암의 종양마커도 정상으로 돌아왔다.

마등처럼 지나가면서 감정이 폭발하고 만 것입니다. 눈물이 주체할 수 없이 흐르고 또 흘러내렸습니다.

  제가 여기까지 올 수 있었던 것은 저를 포기하지 않은 의사 선생님들, 가족, 친구들 덕분입니다. 정말 말로 다 할 수 없는 신세를 지고 도움을 받았습니다. 은혜를 갚는 길은 제가 더 오래, 더 건강하게 사는 것이겠지요. 이를 위해서도 절대 방심하지 않고 식사요법을 계속해 나갈 생각입니다.

저자의 코멘트

모테기 씨는 13년 전 유방암 수술을 받은 후 혼자서 거슨요법을 공부하면서 2년 정도 실천했다. 하지만 몸이 건강해지자 거슨요법을 중단했고, 10년 후에 온몸에 암이 퍼진 것을 알게 되었다. 독단으로 행하는 식사요법이 얼마나 위험한지를 알 수 있다.

물론 의학적인 치료와 검사를 받으면서 가정에서 식사요법을 하는 것은 문제가 되지 않는다. 그러나 병원에도 가지 않고 전문가의 도움도 없이 혼자 식사요법을 하다 보면, 어느 사이에 대충하게 되는 경우가 많다. 따라서 식사요법을 실시할 때는 반드시 의학적인 검사를 받고 과학적인 데이터를 바탕으로 기준과 규칙을 정해야 한다.

강연회에서 모테기 씨의 데이터를 처음 봤을 때는 정말로 심각하다고 생각했다. 그러나 가능한 것부터 한 가지씩 진행하면서 효과적인 치료 방법을 생각하기로 했다. 뇌로 전이된 암은 감마나이프 요법을 써보기로 하고, 두개골은 수술이 가능했기 때문에 이 분야의 전문의를 소개했다. 그리고 유방 전문의와 자세하게 검토한 결과 호르몬제가 효과가 있을 거라고 판단해 항암제 대신 사용하기로 했다.

하지만 척추는 도저히 수술할 수 없는 상황이었고, 양쪽 폐도 암이 여기저기 퍼져 있어 외과적인 대응을 할 수 없었다. 결국 이 부분은 식사요법으로 기대할 수밖에 없다고 판단해 철저하게 지도하면서 경과를 지켜보았다.

1년 정도 지나자 믿을 수 없는 일이 일어났다. 검사 결과 암 크기가 대부분 줄어든 것이다. 이러한 변화는 그 후로도 계속되어 암은 갈수록 작아졌다. 작년 여름에는 드디어 PET 검사에서 암세포를 전혀 발견할 수가 없었다. 종양마커도 모두 표준치 이하로 떨어졌다.

한편 암을 어떻게 생각하고 받아들이는지도 중요한 부분이다. '온몸에 암이 퍼져 있으니 이젠 다 틀렸다'고 비관하는 것도, '수술만 하면 된다', '식사요법만 하면 된다'는 식으로 한 가지 방법에만 의존해 낙관하는 것도 위험하다.

어떤 상황에서도 '낫는다', '좋아진다'는 희망과 신념을 갖고, 철저하고 냉정하게 판단해서 치료법을 선택해야 한다. 모테기 씨도 이러한 마음가짐이 큰 효과를 발휘했다. 다발성 암이나 말기암이라도 '희망은 있다'는 것을 잊지 말았으면 좋겠다.

지금 모테기 씨는 본인의 희망으로 항암제는 전혀 사용하지 않고 있다. 하지만 항암제는 면역력을 떨어뜨릴 정도로 대량 사용해서는 안 되지만, 적절한 대상에게 적절한 방법으로 사용하면 큰 효과를 얻을 수도 있다. 따라서 모테기 씨의 경우도 일시적이나마 항암제를 사용했다면 치료에 좀 더 도움이 되었을지도 모른다. 어쨌든 항암제를 쓰지 않고 다른 방법을 모색해 지금과 같은 상태기 된 것은 참으로 다행스러운 일이다.

5년 생존율 0%였던 폐와 간의 전이암이 식사요법으로 나았다

바바 에쓰노리(가명, 회사 경영, 60세)

3기 직전의 직장암

2005년 봄, 저는 평소보다 대변의 굵기가 가늘어진 것을 깨달았습니다. 얼마 후에는 혈변까지 나왔습니다. '혹시' 하는 생각이 잠깐 머리를 스쳐 지나갔지만, '아냐, 치질일 거야' 하고 자신을 납득시키며 병원에도 가지 않고 두세 달을 그 상태로 보냈습니다. 바쁘기도 했지만, 지금 생각해보면 병원에 가는 것이 두려웠던 것 같습니다.

그렇게 시간을 보내고 있던 7월의 어느 날, 출근하던 전철 안에서 갑자기 복부에 격심한 통증을 느꼈습니다. 가까운 역에 내려 화장실로 달려갔지만 대변은 나오지 않았고, 갈수록 심해지는 통증에 어찌할 바를 몰라 그저 의자에 웅크리고 앉아 있었지요. 한 시간 정도 그러고 있으니 통증이 수그러들더군요. 저는 바로 택시를 잡아타고 집 근처의 외과를 찾아갔습니다.

혈액 검사에서 종양마커가 39나 되어 위와 장을 내시경으로 검사해본 결과, 위는 깨끗했지만 장의 상태는 아주 심각했습니다. 모니터에 비친 장벽은 울퉁불퉁하고 장 속은 당장 막힐 듯이 가늘어져 있었지요. 누가 말해주지 않아도 암이라는 것을 알 수 있었습니다.

하지만 저 자신도 놀랄 정도로 침착해지더군요. 병원에 가는 것조차 두려워했을 정도라면 이성을 잃고 허둥댔을 텐데 말입니다. 의사도 저의 덤덤한 태도를 보고 자신도 모르게 "암이군요" 하는 말이 튀어나왔나 봅니다. 그 후에 바로 "아, 죄송합니다. 이렇게 바로 말씀드릴 생각은 아니었는데……" 하고 사과를 하더군요.

3기 직전의 직장암으로, 조금만 더 늦었다면 손도 써보지 못했을 거라고 합니다.

8월에 장을 20센티미터 자르고 다시 연결하는 수술을 받았습니다. 네 시간에 걸친 수술은 무사히 끝났고, 다행히 암 부위가 직장의 윗부분이라 인공 항문을 달지 않아도 되었지요. 수술 후 병리 검사에서 전이암도 발견되지 않아 가슴을 쓸어내렸습니다.

하지만 진짜 문제는 그 후에 일어났습니다. 대장 수술 후 전이와 재발을 막기 위해 경구 항암제를 1년간 복용하고, 치료가 끝나자 '이제 안심해도 되겠지' 하는 마음이 들기 시작했지요. 그런데 2006년 10월의 정기검사에서 오른쪽 폐에 전이암이 발견된 것입니다.

불행 중 다행이라고 해야 할지 크기가 1센티미터도 안 되었기 때문에, 오른쪽 옆구리를 절개해서 갈비뼈 사이로 환부를 절제하는 간단한 수술로 끝났습니다. 의사도 크기가 작으니까 잘라내면 괜찮다고 말하더군요. 하지만 안심하기에는 아직 일렀습니다.

다음 해인 2007년 3월부터 종양마커가 올라가기 시작한 것입니다. 이것은 대장암의 종양마커로 기준치는 5 이하이며, 전이암이 있는 경우에도 수치가 올라갑니다. 그런데 이 수치가 20 전후까지 올라갔습니다. 몸 어딘가에 암이 있다는 말이지요. 하지만 보통의 화상 검사에서는 암이 어디에 있는지 제대로 찾기 힘듭니다. 이때 받는 검사가 몸 어디에 암이 있는지 조사하는 PET 검사입니다. 이 검사를 받은 결과 이번에는 간에서 전이암이 발견되었습니다.

게다가 암이 위치한 자리가 간 속의 굵은 혈관 근처였기 때문에, 절제 수술을 하기에는 너무 위험하다고 했습니다. 항암제 치료밖에는 방법이 없다면서 화학요법을 담당하는 의사에게 저를 보내더군요. 의사를 만나서 함께 설명을 들은 아내는 큰 충격을 받았습니다.

제 경우는 직장에서 암이 발생한 후 느닷없이 직장에서 멀리 떨어진 폐로 전이했습니다. 이것을 '원격전이'라고 하는데, 치료의 경과, 즉 예후가 상당히 나쁘다고 합니다. 왜냐하면 '혈액 속으로 암세포가 들어가 몸속을 빙빙 돌아다니고 있는 상태'이기 때문입니다. 폐로 암이 전이되자마자 간에서도 전이암이 발견된 것도 그 때문이겠지요. 의사는 이렇게 말했습니다.

"이런 경우는 5년 생존율이 제로입니다."

통계상으로는 저와 같은 경우, 5년 이상 산 사람이 하나도 없다는 말입니다. 담당의사가 제안한 방법은 낫는 것을 목표로 하는 '치료'가 아니라, 수명을 조금이라도 연장하는 데 의미를 둔 '연명 치료'에 가까웠습니다.

진료실에서 나오자 아내는 "어째서 저런 식으로밖에 말을 못하는 거야!"라며 분을 삭이지 못했습니다. 그동안 크게 낙담하지 않고 나름대로 침착하게 모든 상황을 받아들이며 여기까지 온 저도 이때만큼은 충격을 받게 되더군요. 하지만 동시에 '인간이 그렇게 간단히 죽을 리가 없어. 분명히 다른 방법이 있을 거야'라는 묘한 확신이 마음 한구석에 있었습니다.

식사는 현미, 채소, 과일, 요구르트만으로

5년 생존율 제로라는 이야기를 들은 뒤 저는 간으로 전이된 암을 절제하는 것이 좋겠다는 생각에 다른 병원을 수소문해보았습니다. 돌아오는 답은 하나같이 "미묘한 위치에 있기 때문에 수술하기 곤란하다"는 것이었습니다.

딸은 다른 방법이 있을지도 모른다며 인터넷을 부지런히 검색하더군요. 그래서 찾아낸 것이 식사를 바꿔서 암을 고친다는 '거슨요법'이었습니다. 처음에는 식사로 암을 고친다는 말이 미덥지 않았지만, 일단 해보는 수밖에 없었습니다. 다른 방법이 없었으니 말입니다. 딸이 인터넷에서 찾아준 정보를 바탕으로 시행착오를 겪어가면서 당근이나 다른 채소로 주스를 만들어 마시고 현미 채식도 시작했습니다.

하지만 아무래도 주먹구구로 하고 있다는 생각이 들었습니다. 전문가의 의견을 들어보고 싶었던 것입니다. 그래서 거슨요법으로 암을 극복한 후쿠시마 학원대학교의 호시노 요시히코 교수를 만나러 갔습니다. 호시노 선생님은 후쿠시마에 있는 병원에서 암 환자들을 대상으로 식사 지도를 하고 있었습니다.

여기서 저는 호시노 교수와 친분이 있는 와타요 다카호 선생님을 소개받았습니다. 외과의사인 와타요 선생님이라면 간에 있는 암을 수술해주실지도 모른다고 생각했습니다. 그래서 4월 말에 당시 도립 오쓰카 병원의 부원장이었던 와타요 선생님을 찾아갔습니다.

하지만 와타요 선생님도 간암 수술은 어렵다고 판단해 포기하고, 방사선 치료와 간의 환부에 직접 항암제를 주입하는 '간동맥 항암제 주입요법'을 실시하는 한편 식사요법을 병행하기로 했습니다.

한 달간 입원해서 방사선 치료와 간동맥 항암제 주입요법을 받으며, 딸이 만들어주는 당근주스와 소금을 전혀 사용하지 않은 채소 요리를 먹었습니다. 딸은 저를 간호하기 위해 병원 근처에 방까지 빌렸지요. 딸의 정성 덕분인지 간동맥 항암제 주입요법의 효과가 나타나더니 퇴원할 때는 암 크기가 상당히 줄어들어 있었습니다.

여기에 힘을 얻어 퇴원한 후에도 2주일에 한 번씩 병원에 가서 간동맥 항암제 주입요법을 받고 식사요법도 계속해 나갔습니다. 식사요법의 핵심 내용은 다음과 같습니다.

아침에 일어나자마자 갓 짜낸 당근주스를 500밀리리터, 일하러 밖에 나가 있는 낮에는 시중에서 판매하는 당근주스 캔을 매일 3개씩, 집으로 돌아오면 당근주스와 8~10종류의 푸른 잎 채소를 주스로 만들어 마십니다.

푸른 잎 채소주스에 사용되는 채소는 그때그때 다르지만, 주로 소송채, 몰로헤이야, 파슬리, 셀러리, 양상추, 양배추(양상추와 양배추는 푸른 잎 채소는 아닙니다만) 등입니다. 그리고 잎채소는 아니지만 감자도 자주 이용합니다.

처음에는 일반적인 분쇄식 주서를 사용했으나, 분량이 많아 잘 막히고 채소의 진액이 상당량 빠져나가는 것 같아 압착식 주서로 바꾸었습니다. 이 주서는 짜는 힘이 아주 강력해서 잎채소는 물론 감자도 쉽게 주스로 만들 수 있습니다. 게다가 채소의 진액을 80퍼센트 정도 얻을 수 있어 짜고 남은 찌꺼기도 상당히 줄일 수 있습니다. 이 주서로 채소 대부분은 무리 없이 짜낼 수 있지만, 시금치만은 아무리 짜도 걸쭉해져서 마시기가 어려워 채소주스에서 제외했습니다.

제가 하루에 마시는 주스의 양은 푸른 잎 채소주스 500밀리리터, 당근주스 1,300~1,500밀리리터로 총 1,800~2,000밀리리터입니다.

주스 외의 식사는 아침은 현미밥으로 만든 주먹밥과 바나나 하나, 점심은 편의점에서 파는 무지방 요구르트와 집에서 가져온 사과나 다른 과일을 먹습니다. 가끔 통밀빵을 먹을 때도 있습니다.

밤에는 현미밥 한 공기와 여러 가지 채소를 쪄서 식초나 아마인유를 아주 조금 뿌려 먹거나, 때때로 채소를 적은 양의 아마인유로 살짝 볶아 먹습니다. 배가 고플 때는 간식 대용으로 유기농으로 재배한 건포도나 호두, 바나나 1개를 먹기도 합니다.

결국 제가 먹는 것은 현미, 채소, 과일, 무지방 요구르트뿐입니다. 고기나 생선, 그리고 이것을 가공한 식품은 전혀 먹지 않습니다. 식사요법을 하기로 결심한 뒤로 이 원칙은 조금도 변하지 않았습니다.

이 식사요법에서는 엄청난 양의 채소와 과일이 필요한 데다 신선한 것이 좋기 때문에 아내가 이틀에 한 번씩 장을 봐옵니다. 제한된 재료 안에서 메뉴에 변화를 주려고 이리저리 궁리하며 애쓰는 아내가 정말 고맙고 한편으로는 너무나 미안한 마음이 듭니다.

육류라고는 조금도 없는 식사를 하는 데다 방사선 치료로 식욕까지 떨어져, 입원한 한 달 동안 체중이 상당히 많이 줄었습니다. 암이 발병하기 전에는 키 172센티미터에 체중이 85킬로그램이었는데, 대장암 수술 후 78~79킬로그램으로 줄어들더니 입원 한 달 만에 58킬로그램까지 줄어든 것입니다. 물론 체력도 상당히 떨어졌습니다. 하지만 퇴원한 날 밤에는 직접 차를 몰고 장거리 출장을 갔습니다.

그전에 두 차례 입원했을 때도 병실에 일거리를 가지고 와서 틈틈이 일을 했고, 퇴원 후에는 즉시 업무에 복귀했지요. 몸을 생각하면 요양을 하는 편이 좋겠지만, 생계가 걸려 있으니 무작정 쉬고 있을 수만은 없었습니다. 게다가 원래 체력에는 자신이 있었기 때문에 가급적 일상생활을 유지하면서 투병생활을 계속했습니다.

하지만 한 달 만에 체중이 20킬로그램이나 감소했으니 어떤 장사도 당해낼 수가 없나 봅니다. 전에 없이 현기증이 일어나고 몇 번이나 정신을 잃고 쓰러지기도 했습니다. 같이 일하는 동료가 제 안색을 보고 유령 같다면서 소스라치게 놀란 적도 있었지요.

그렇다고 현미 채식을 그만두고 고기나 생선을 먹어야겠다고 생각한 적은 한 번도 없습니다. 호시노 선생님과 와타요 선생님을 만나 뵙고 나서는 '식사요법으로 과연 암이 나을까?'라는 의심이 '식사요법으로 암이 낫거나 호전된 사람이 상당히 많다. 열심히 하면 반드시 좋은 결과를 얻을 것이다'라는 신념으로 바뀌었기 때문입니다.

방사선 요법이 끝나고 식욕이 돌아오면 체중도 늘 것이라고 생각했지요. 예상대로 퇴원을 한 뒤로 체중이 점점 늘어났습니다. 처음에는 '현미 채식이니 아무리 늘어도 60킬로그램 정도겠지' 하고 생각했는데, 체중계에 올라가는 것이 기다려질 정도로 잴 때마다 체중이 늘더니 70킬로그램 정도에서 안정되더군요. 이것이 제게는 가장 적당한 체중인 듯, 현재 몸 상태는 더할 나위 없이 좋습니다.

물론 간암 때문에 지금도 2주일에 한 번씩 와타요 선생님을 찾아가 진찰과 검사를 받고 있습니다. 그런데 지난주에 CT와 MRI 검사를 받았더니 '암세포를 확인할 수 없다', 즉 '적어도 화면상으로는 암이 사라졌다'는 말을 들었습니다. 단, 종양마커가 여전히 8~9를 나타내고 있어 아직 기뻐힐 단계는 아닙니다. 이 수치가 정상치로 내려갈 때까지 결코 마음을 놓아서는 안 되겠지요.

하지만 이렇게까지 몸이 건강해진 것을 생각하면 만감이 교차합니

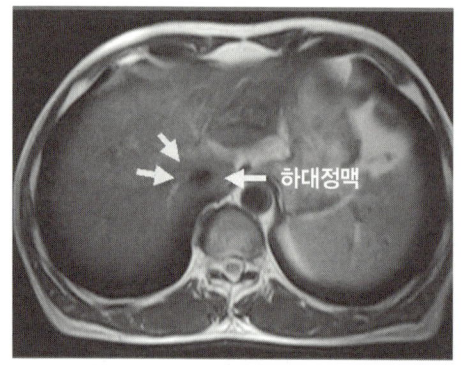

2007년 5월 MRI 화상. 하대정맥 왼쪽에 암이 보인다.

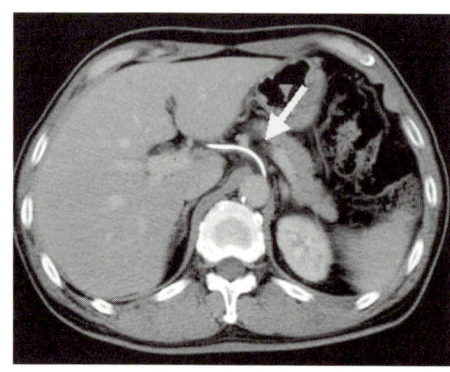

간동맥 항암제 주입요법(화살표가 가리키는 흰 부분이 튜브)을 실시하면서 방사선 요법과 식사요법을 병행했다. 현재 화면에서는 암이 사라진 상태다.

바바 씨의 종양마커 변화

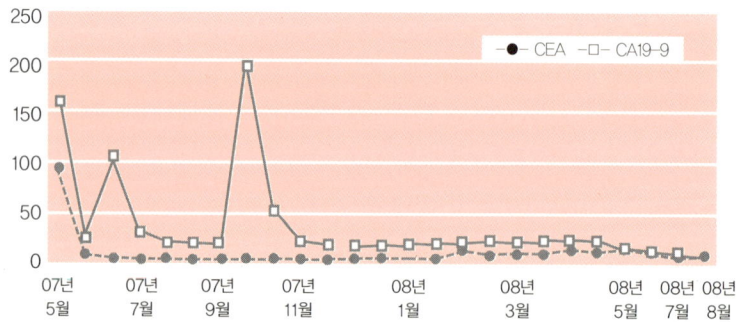

다. 물론 아직 방심은 할 수 없지만, 지금과 같이 식사요법을 계속해 나간다면 틀림없이 암을 극복할 수 있을 것이라는 느낌이 듭니다.

암 식사요법은 수술도 할 수 없고 일을 계속하면서 투병생활을 해야 하는 제게는 정말 고마운 방법입니다. 저만 열심히 노력하면 일상생활을 계속하면서 암과 싸워나갈 수 있기 때문입니다. 물론 이것도 가족의 협력이 있기 때문에 가능한 일이겠지요.

와타요 선생님을 만난 것도 큰 행운이었습니다. 암 식사요법에 대해 자세한 이야기를 듣지 못했다면, '나을 수 있다'는 의지나 신념도 갖지 못했을 것이고 결국 중간에 좌절했을지도 모릅니다.

호시노 선생님은 "암 식사요법은 최소한 3년은 계속해야 한다"고 말씀하셨습니다. 앞으로 적어도 1년 반은 정신 바짝 차리고 식사요법을 계속해 나갈 생각입니다.

저자의 코멘트

바바 씨는 대장암 근치 수술(암을 완전히 제거하는 수술) 후 암이 폐로 전이해 절제 수술을 받았고 몇 달 만에 다시 간에서 전이암이 발견되었다. 연이어 암이 재발한 것도 치료를 어렵게 하는 원인이었지만, 또 한 가지 문제는 간에서 발견된 전이암의 위치였다.

간은 간동맥과 문맥이라는 두 가지 혈관으로 혈액을 공급받고 있다. 이 두 혈관을 통해 간으로 들어간 혈액은 간을 한 바퀴 돈 다음 간정맥을 거쳐 하대정맥이라는 두꺼운 혈관을 통해 심장으로 들어간다.

바바 씨의 전이암은 이 간정맥에서 하대정맥으로 혈액이 유입되는 곳에 자리 잡고 있었다. 이곳은 간에서 가장 깊은 곳이다. 크기는 3센티미터 정도였지만, 이것을 절제하려면 대출혈을 각오해야만 한다. 그 정도로 위험한 수술인 것이다.

게다가 바바 씨는 벌써 두 번째 재발한 것이므로 이곳을 치료한다고 해도 다른 곳에 암세포가 퍼져 있을 가능성이 높았다. 이런 상태에서 몸에 큰 부담을 주는 수술은 아무래도 주저할 수밖에 없다.

나는 지금까지 경험한 사례들을 검토한 뒤에 '24시간 간동맥 항암제 주입요법'을 바바 씨에게 권했다. 이것은 간동맥에 좁은 관(혈관 내 튜브)을 삽입해 지속적으로 항암제를 주입하는 방법이다. 환부에 직접 주입하면 항암제가 온몸을 돌아다니지 않아도 되기 때문에 부작용도 거의 없다.

이와 함께 바바 씨가 이미 시작하고 있던 식사요법도 다시 확인해보고 구체적으로 지도했다. 항상 바쁘게 일을 하는 바바 씨에게 가장 큰 힘이 된 것은 가족의 협력이었다.

특히 병원에서 건네준 영양 지침을 바탕으로 철저하고도 실천 가능한 식단을 준비한 그의 아내에게는 나 역시 깊은 감동을 받았다. 이러한 적극적인 협력 없이는 바바 씨의 식사요법도 순조롭게 진행되지 못했을 것이다.

주스는 매일 마시는 만큼 주서를 선택할 때도 바바 씨처럼 요모조모 따져보는 것이 바람직하다. 채소와 과일을 듬뿍 먹고, 특히 채소주스는 조금 과장해서 '뒤집어써도 될 정도'로 많이 마시는 것이 좋다. 암을 개선하는 데는 식물성 폴리페놀과 칼륨을 충분히 섭취하는 것만큼 좋은 것이 없기 때문이다.

이러한 노력이 결실을 맺어 현재 바바 씨는 좋은 경과를 보이고 있다. 화상 진단에서는 암이 사라졌고, 종양마커는 정상치보다 높지만 앞으로 조금만 더 힘을 내면 될 것 같다.

암을 치료하는 데는 무턱대고 단정하는 태도나 섣부른 방법은 통하지 않는다. 식사요법도 무턱대고 한다고 좋은 것이 아니라, 되도록 효과적이고 위험성이 낮은 치료법으로 암의 기세를 약화시키면서 병행해야 더 큰 효과를 얻을 수 있다. 물론 자신에게 맞는 치료법을 선택할 때는 암의 진행 정도와 몸 상태를 파악하는 것이 가장 중요하다.

아직 마음을 놓아서는 안 되겠지만, 바바 씨는 반드시 암을 완전히 극복할 것으로 믿는다.

전립선·위·직장·식도에 발생한 암을 채소와 생선 중심의 식사로 극복했다

모치즈키 유타카(레스토랑 알래스카 회장, 79세)

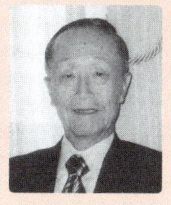

직장에 탁구공만 한 진행암이!

건강에는 자신이 있던 제가 암 선고를 받은 것은 2002년 말이었습니다. 건강검진 때 받은 혈액 검사에서 전립선의 종양마커인 PSA 수치가 높아 정밀 검사를 받았더니, 초기의 전립선암이 발견된 것입니다.

다행히 바늘 구멍만 한 크기여서 다음 해 3월에 수술로 간단히 절제했습니다. 전이된 곳도 없다는 말에 안심을 하고 곧 업무에도 복귀했지요.

그런데 1년도 채 되지 않아 직장에 암이 발견된 것입니다. 초기였던 전립선암과는 달리 탁구공만 한 크기의 진행암이었습니다. 혹시나 싶어 전체적으로 검사를 받아보니, 위에도 새끼손가락 끝마디만 한 암이 4개 발견되었고 식도에도 작은 암이 있다고 하더군요. 날벼락이 따로 없었습니다. 이 암들은 전이했거나 재발한 것이 아니라 전부 새롭게 발생한 암이었습니다.

저의 어머니는 유방암으로 세상을 떠나셨는데, 마지막에는 림프부종으로 인한 격심한 통증에 너무나 고통스러워하셨습니다. 암 선고를 받는 순간 어머니 모습이 떠올라 더욱 절망했습니다. 저도 그렇게 될 것만 같았지요.

35세 때 아버지로부터 물려받은 가게는 한신 대지진의 여파와 경기 침체로 심각한 상황이었습니다. '만약 내가 죽는다면 종업원들은 어떻게 될까. 가게는 완전히 망하는 건가? 아니 그보다 오랫동안 투병생활을 하고 있는 아내는 어쩌지?' 갖가지 생각이 머릿속을 휘젓고 다녔습니다.

하지만 체질상 걱정이 오래가지 않는 저는 암 선고를 받고 하루도 안 돼, 걱정해본들 별 도리가 없다는 결론을 내렸습니다. 죽기밖에 더 하겠냐는 오기마저 생기더군요. 레스토랑을 경영하면서 고비를 겪을 때마다 스스로 다짐했던 말을 다시 속삭여보았습니다.

'지금은 할 수 있는 것만 하자. 무슨 일이 생기면 그때 생각하는 거야. 그리고 그때 가서 할 수 있는 대처를 하면 돼.'

다행히 운도 따라주었습니다. 뛰어난 외과의사이자 식사요법에도 정통한 와타요 다카호 선생이 주치의가 되어주셨기 때문입니다.

그 무렵 우리 레스토랑에서는 건강 메뉴를 소개하는 요리교실을 열고 있었습니다. 당시 도립 오쓰카 병원의 부원장이던 와타요 선생에게 감수를 부탁했는데, 이것이 인연이 되어 위와 장의 절제 수술을 받게 된 것입니다.

  수술을 받은 것은 2004년 2월이었습니다. 대장은 20센티미터, 위는 3분의 2나 절제하는 6시간에 걸친 대수술이었지요. 체력이 약한 사람이라면 위와 장을 따로 수술했겠지만, 사전에 심폐기능을 조사한 결과 동시 수술이 가능하다고 해서 한 번에 위와 장을 절제하게 된 것입니다.

  만에 하나 장이 제대로 연결되지 않았을 경우를 대비해 인공 항문도 준비해놓았습니다. 다행히 일주일 뒤에 방귀가 나왔습니다. 장이 무사히 연결되어 인공 항문을 달 필요가 없게 된 것입니다.

  그런데 수술이 끝나고 며칠이 지나도 항암제가 처방되지 않았습니다. 암 수술 후에는 당연히 항암제를 먹는 줄 알았던 저는 걱정이 되었습니다. 하지만 선생님은 지금은 체력이 떨어져 있으니 몸이 안정된 후에 시작하자고 하시더군요. 그동안 맥주효모라도 먹어두라고 농담처럼 말씀하셨습니다. 어쨌든 경과가 좋아서 그런지 그 후로도 저는 항암제나 방사선 치료는 한 번도 받지 않았습니다.

1년 후에 사라진 식도암

수술 후에는 열흘 동안 주사만으로 영양을 보급한 뒤 미음에서 죽으로 식사를 서서히 바꾸어 나갔습니다. 그사이에도 와타요 선생님으로부터 앞으로의 식생활에 대해 지도를 받았습니다. 핵심은 이렇습니다. 두 달 정도는 염분을 철저히 피하고 열 달 정도는 술을 끊을 것, 육류는 먹지 말고 대량의 채소와 소량의 생선을 중심으로 식사할 것, 레몬 등의 과일과 요구르트를 먹을 것 등입니다.

레스토랑 경영이라는 직업 탓도 있어서 그때까지는 육류 요리 위주로 식사를 했습니다. 채소라고 해봐야 곁들여 나오는 브로콜리나 당근 정도였고, 채소다운 채소는 50년 가까이 먹지 않았습니다. 원래 채소를 싫어해서 샐러드 같은 것이 맛있다고 생각한 적이 한 번도 없었지요.

하지만 암이 다시 생길 수도 있다는데 입맛이 다 무슨 소용이겠습니까. 저는 퇴원 즉시 와타요 선생님이 지도하신 대로 식사요법을 시작했습니다. 저의 하루 식단은 대략 다음과 같습니다.

아침에는 큼직한 당근 2개를 믹서에 갈아 걸쭉한 상태가 되면 레몬즙 1개 분량과 꿀 3큰술을 섞어 마십니다. 그리고 사과와 그레이프프루트, 바나나를 1개씩 먹습니다(그레이프프루트는 처음에는 주스로 만들어 먹었지만, 2년째부터는 껍질을 까서 그대로 먹고 있습니다). 가끔 참깨 페이스트(참깨를 갈거나 개어서 걸쭉하게 만든 것)를 바른 토스트에 카페오레를 마시기도 합니다.

점심과 저녁은 채소를 무치거나 찐 것, 생선 요리에 무를 갈아 곁들인 것, 밥이 주 메뉴입니다. 채소는 시금치, 소송채, 쑥갓, 호박 등 제철에 나는 것 위주로 다양하게 먹고 있습니다. 생선도 그 계절에 잡히는 것이 영양가나 신선도 면에서 가장 좋겠지요. 제가 주로 먹는 것은 가자미, 돔, 방어, 고등어, 삼치 등으로 대부분 간을 싱겁게 해서 조려 먹습니다. 가끔 연어나 꽁치를 구워 먹을 때도 있습니다.

간을 할 때는 저염 간장을 아주 조금 사용합니다. 염분을 철저히 피해야 하는 기간은 두 달 정도가 원칙이지만, 그 이후로도 계속 지키고 있습니다.

그리고 매일 밤 목욕을 하고 나서 컵에 든 150그램짜리 요구르트를 하나씩 먹습니다. 그 밖에도 낫토나 누에콩, 풋콩 등의 콩류를 일주일에 두 번 정도 먹고 있지요.

제가 먹는 식사는 대부분 오래전부터 알고 지내는 도우미 한 분이 만들어주십니다. 와타요 선생님께도 직접 조언을 구하면서 철저하게 준비를 해주셔서 정말 감사하게 생각하고 있습니다.

식생활을 바꾸면서 그렇게 좋아하던 술도 끊었습니다. 이것만큼은 참으로 안타까웠지만 건강을 위해서라면 어쩔 수 없는 일이지요. 식사요법을 시작한 지 열 달이 되던 2004년 11월, 맥주 한 병(작은 병)이라면 일주일에 한두 번은 마셔도 좋다는 허가를 받았습니다. 그때 목으로 넘어가던 차가운 맥주의 느낌은 평생 잊지 못할 것 같습니다. 하지만 절대 과음하지 않도록 주의하면서 이후에도 식사요법을 계속해 나갔습니다. 그러던 중 생각지도 못한 기쁜 일이 일어났습니다. 남아 있던 식도암이 어느 틈엔가 사라진 것입니다.

식도암은 위와 대장을 수술한 후 내시경 수술로 제거할 예정이었으나, 암이 너무 납작하게 자리 잡고 있어서 수술이 힘든 상황이었습니다. 이후 정기검사를 받으면서 수술할 시기를 가늠하고 있었는데, 식

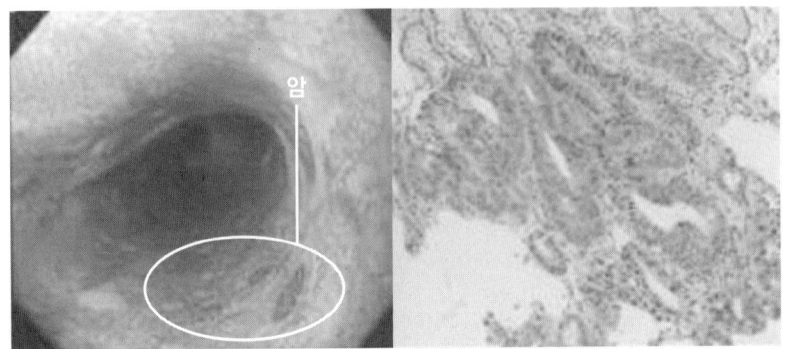

2004년 2월에 찍은 모치즈키 씨의 식도 내시경 사진(왼쪽)과 병리조직(오른쪽).

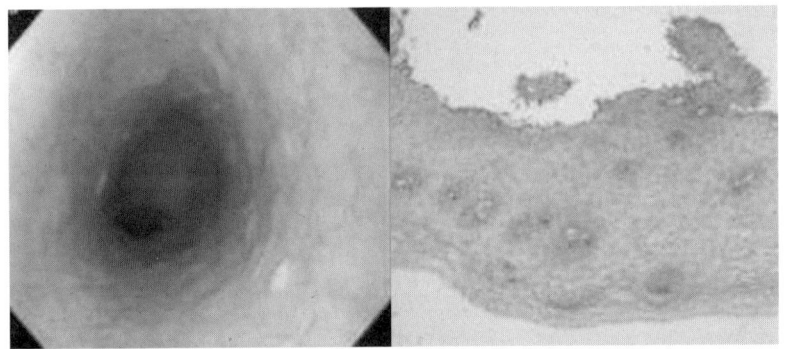

2005년 7월의 내시경 사진과 병리조직. 식사요법만으로 암세포가 사라졌다.

사요법을 시작하고 1년 정도 지난 2005년 1월의 정기검사에서 식도암이 사라진 것을 발견했던 것입니다.

암이 사라졌으니 수술을 받을 필요도 없게 된 것이지요. 얼마나 마음이 놓였는지 모릅니다.

이후에도 식사요법의 기본은 지키고 있습니다. 게다가 체질이 바뀌었는지 육류를 먹고 싶은 생각이 전혀 들지 않습니다. 예전처럼 억지로 참을 필요가 없는 셈이지요. 몇 달에 한 번 정도 접대 때문에 샤브샤브를 먹는 것만으로 충분한 듯합니다.

맥주는 조금씩 양이 계속 늘어 지금은 거의 매일 350밀리리터짜리 캔을 하나씩 마시고 있습니다. 몸도 완전히 건강해져서 일요일마다 골프를 치러 가는데, 이때만큼은 큰 병으로 2병 정도 마십니다.

하지만 다른 기본 원칙은 철저히 지키고 있어서 그런지 정기검사를 받아보면, 암이 재발하거나 새롭게 나타날 기미는 전혀 보이지 않는다고 합니다. 그리고 반년에 한 번씩 다른 병원에서 면역 검사를 받는데, 암을 억제하는 데 중요한 역할을 하는 '알파 인터페론'의 양이 늘어났다고 합니다. 줄곧 4,000에서 1만 사이였던 수치가 2007년 11월의 검사에서는 2만이 넘게 나왔습니다. 이것도 식사요법의 성과일 것입니다.

전립선암을 수술한 지 5년 반, 위와 대장을 수술한 지는 4년 반이 지났습니다. 지금 이렇게 건강하게 생활하게 된 것은 식사요법의 힘이 컸다고 생각합니다. 와타요 선생의 지도를 받게 된 것이 제게는 너무나 큰 행운이었지요. 다시 한 번 감사의 말씀을 드리고 싶습니다. 앞으로도 식사요법은 계속해 나갈 것입니다.

저자의 코멘트

50년 동안 채소는 거의 먹지 않았던 모치즈키 씨가 식생활을 180도 바꾼 것은 상상 이상으로 힘든 일이었을 것이다. 그러나 암을 수술로 절제해도 식사를 개선하지 않으면 "암이 생기기 쉬운 체질이 바뀌지 않기 때문에 다시 재발할 위험이 있다"고 설명하자, 그것을 납득하고 식생활을 완전히 바꾸었다.

모치즈키 씨의 경우는 여러 군데에 암이 발생한 데다 식도암은 수술로 제거할 수 없는 상태여서 식사요법의 의미가 더욱 컸다. 70대라고는 도저히 생각할 수 없을 정도로 체력이 좋아 위와 대장을 동시에 수술할 수 있었지만, 역시 수술 후에는 체력이 많이 떨어졌다. 이런 상태에서 항암제를 투여하거나 방사선 요법을 시작하면 면역력이 떨어질 위험이 있다. 따라서 반년 정도 기다렸다가 체력을 회복한 후에 항암제나 방사선 요법을 사용하는 것이 좋다고 판단했다. 대신 식사요법을 철저히 실시하기로 했다.

모치즈키 씨는 내가 지도한 대로 충실히 따라주었고, 그 덕분인지 경과가 너무나 좋아 그 후로도 항암제나 방사선은 전혀 사용하지 않았고 식도암까지 사라졌다. 다른 부위로 재발하거나 전이할 기미도 보이지 않고 종양마커도 기준치를 유지하고 있다. 즉 이 경우는 항암제와 방사선 요법은 사용하지 않고 수술 후에 식사요법만으로 자연치유된 아주 귀중한 사례다.

  1장에서도 소개했듯이 지금까지 내가 암 식사요법을 지도한 110명의 환자 중에 낫거나 개선된 사람이 71명 있는데, 그중 완전히 치유된 사람이 13명이다. 이 13명 중에서 모치즈키 씨처럼 항암제나 방사선을 사용하지 않고 완전히 치유된 사람은 5명이다.

  항암제나 방사선 요법은 적절히만 사용하면 효과를 보는 경우가 많으므로, 무조건 거부하는 것은 결코 바람직하지 않다. 모치즈키 씨의 경우는 체력이 떨어졌을 때 무리하게 항암제나 방사선 요법을 받는 것보다, 식사요법으로 철저히 대처하는 방법도 있다는 것을 보여주는 하나의 예로 받아들이는 것이 좋다.

  모치즈키 씨의 체질은 4~5년 전과 비교하면 완전히 바뀌었다. 매주 골프를 칠 정도로 몸도 건강해졌고 맥주도 마시고 있다. 음주가 가능한 것은 식사요법의 기본 원칙을 확실히 지키고 있고 재발이나 전이의 조짐도 없기 때문이다.

  암 식사요법에서는 병세에 차도가 보이고 체질이 개선되었다는 확신이 들 때까지는 술과 육류를 금지한다. 그러나 몇 년 후에는 모치즈키 씨처럼 어느 정도 술도 마실 수 있고 육류도 먹을 수 있으므로, 희망을 갖고 노력한다면 식사요법도 그리 힘들지만은 않을 것이다.

  모치즈키 씨는 얼마 전 거슨요법 재단이 제작하는 다큐멘터리에 출연해 큰 반향을 불러일으키기도 했다.

맺는 글

의사가 '고치는' 의료에서 환자가 '낫는' 의료로!

"수술이나 항암제는 조기암 환자는 구할 수 있지만, 진행암이나 말기 암 환자는 구할 수 없다. 하지만 방법은 분명히 있을 것이다."

이러한 생각으로 공부를 시작해서 '음식'에 열쇠가 있다는 것을 확신한 지 십수 년, 본격적으로 식사요법(영양·대사요법)을 지도한 지는 약 10년이 됩니다. 이 일을 하면서 의학적 상식을 뒤엎을 정도로 놀라운 병례를 많이 경험했습니다.

물론 식사요법으로 모든 암 환자를 구할 수 있는 것은 아닙니다. 하지만 식사요법이라는 '카드'가 있었다면 목숨을 구했을 사람이, 그러한 지식이 없거나 그러한 기회를 얻지 못해 안타깝게 목숨을 잃는 경우가 상당히 많습니다.

일본의 의학 교과서에는 '암 식사요법'을 설명한 부분이 없습니다. 이러한 큰 '공백'을 어설픈 정보나 잘못된 지식이 아니라 올바른 정보와 지식으로 채우는 것은 암 치료의 미래를 좌우하는 아주 중요한 문제입니다. 이러한 생각으로 저는 암 치료에 음식이 얼마나 중요한지를 사람들에게 알리고 있습니다. 이 책 역시 그 일환으로 세상에 나오게 되었습니다.

이 책의 주제는 '암을 고치는 식사'이지만, 이 식사요법의 효과는 암을 억제하거나 개선하는 데 그치지 않습니다. 고혈압, 당뇨병, 고지혈증 같은 생활습관병은 물론, 류머티즘 관절염이나 궤양성 대장염 같은 난치병, 알레르기성 질환 등도 이 식사요법으로 개선될 수 있습니다. 최근에는 치매 환자에게도 이 식사요법을 지도하고 있는데, 효과가 눈에 띄게 나타나기 시작했습니다.

저 역시 그 효과를 실감하고 있는 사람 중 하나입니다. 본문에서도 몇 차례 이야기했듯이, 암 환자만큼 엄격하지는 않지만 식사요법의 기본 원칙만은 지키고 있습니다.

우선 아침에 일어나면 레몬즙과 꿀을 넣은 그레이프루트 주스를 마시고, 아침식사는 버섯수프나 현미죽, 조개나 미역, 두부를 넣은 된장국에 무 간 것, 채소 볶음, 달걀 프라이, 과일 등을 적당히 배합해서 먹습니다.

점심식사는 사과와 요구르트로 끝내고, 3시에 땅콩류나 말린 과일, 바나나, 망고 등을 간식으로 먹습니다. 저녁식사는 비교적 자유롭게 먹지만, 염분이나 지방을 많이 섭취하지 않도록 주의합니다. 반주를 할 때는 과음하지 않고, 꼬투리째 삶은 풋콩이나 싱겁게 절인 오이, 마른 오징어, 땅콩 등을 안주로 합니다.

일어나는 시간과 잠자리에 드는 시간은 새벽 5시와 저녁 10시로 항상 정해져 있습니다. 꽤 오랫동안 계속해왔던 폭음과 폭식, 불규칙한 생활을 청산하고 식사와 생활습관을 완전히 바꾸자 만성피로가 사라지고 발걸음도 가벼워졌습니다. 감기도 걸리지 않고 노안이나 백내장 걱정도 없는 데다, 조갑백선(손톱이나 발톱이 잘 부스러지고 두꺼워지는 손발톱 무좀)까지 나았습니다.

호시노식 거슨요법을 실천하고 있는 호시노 요시히코 선생도 식사요법을 시작한 지 반년 만에 무좀이 나았다고 합니다. 호시노 선생이 기르던 애완견에게도 거슨식으로 밥을 주었더니 필라리아증(심장 속에 필라리아, 즉 사상충이 기생하면서 일으키는 병)이 나았다고 합니다.

이처럼 이 책에서 권하고 있는 식사요법을 실천하면 대사가 조절되고 면역력이 높아져 우리 몸에 좋은 변화가 일어납니다. 그 결과 암도 억제되고 개선되는 것이지요.

제가 환자들에게 지도하고 있는 식사요법이나 평소의 제 식생활은 조몬시대(繩文時代, 일본의 선사시대 중 기원전 10000년에서 기원전 3세기까지의 시기, 조몬은 빗살무늬라는 뜻)의 식생활과 비슷합니다. 일본 전역에 퍼져 있는 조몬 시대의 패총을 분석한 결과 4,000~5,000년 전의 사람들은 잡곡과 들풀, 뿌리채소, 매실이나 소귀나무 열매, 밤이나 호두 같은 견과류, 연어나 굴 등의 어패류를 먹고 살았던 것으로 밝혀졌습니다. 비슷한 시기에 북유럽이나 프랑스의 루아르 지역, 캐나다에 살던 사람들도 이와 유사한 식생활을 했다고 합니다.

이들이 먹던 식재료를 잘 살펴보면, 이 책에서 소개한 식사요법과 선사시대의 식생활이 상당히 비슷하다는 것을 알 수 있습니다. 선사시대에는 달걀과 유제품이 없다는 점이 확연한 차이라면 차이겠지요. 어쨌든 이러한 관점에서 저는 암 식사요법을 '새로운 조몬식 식사'라고 부르고 있습니다.

오늘날 암을 비롯한 여러 가지 난치병이 계속 늘어나고 있습니다. 하지만 답이 아예 없는 것은 아닙니다. 이러한 질병을 고칠 수 있는 열쇠 중 하나는 바로 선사시대 사람들의 식사에 있습니다. 따라서 우리 안에 있는 수천 년 전의 건강하고 에너지 넘치는 체질을 없애지 않으면서 지금 시대에 맞는 식생활을 유지하는 것이 중요합니다.

21세기의 의료는 의사가 '고치는' 외료에서 환자가 '낫는' 의료로 바뀔 것입니다. 따라서 의사의 임무는 수술이나 약, 방사선 등 가능한 한 모든 수단을 동원해 환자가 나을 수 있도록 도와주는 것입니다. 이를 위해서는 의학적인 기술을 연마하면서 동시에 '식사'와 관련된 지식과 경험을 넓히는 것이 중요하겠지요. 저도 목숨이 붙어 있는 한 이 일에 매진할 생각입니다.

  부디 이 책이 앞으로의 의료와 도움이 필요한 환자들에게 조금이나마 보탬이 되었으면 좋겠습니다.

와타요 다카호